Naturopathie
LE GUIDE
saison par saison

À toi, qui as toujours eu une profonde foi en moi...

Avant tout, ce livre est dédié à toutes les personnes qui souhaitent prendre soin d'elles et reprendre en main leur santé en toute conscience et simplicité.

Ce livre est une méthodologie globale, qui vous accompagnera saison après saison dans la prévention et le rééquilibrage de votre corps.
Il ne remplace en aucune façon une consultation médicale. Seul le médecin est légalement habilité à fournir un diagnostic médical et à mettre en place un traitement.

Direction éditoriale : Florence Lécuyer
Coordination éditoriale : Estelle Hamm
Préparation de copies : Nathalie Sawmy
Création graphique : Audrey Sednaoui
Mise en pages : Marie Vendittelli
Fabrication : Louisa Hanifi-Morard, Christelle Lemonnier et Titouan Roland

ISBN : 9782081494732
N° d'édition : L.01EPMN001109.N001
Dépôt légal : janvier 2020
editions.flammarion.com

Loïc Ternisien

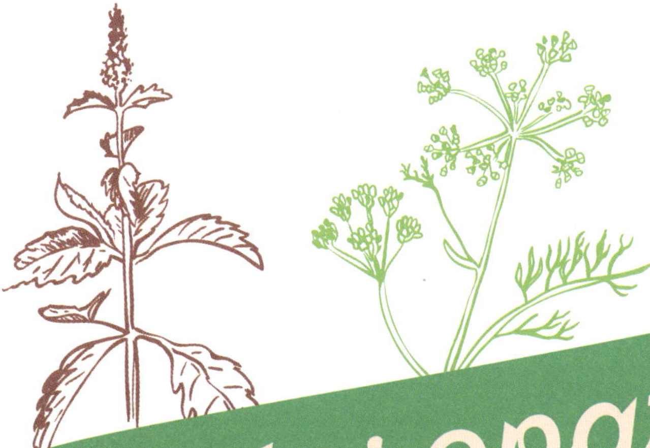

Naturopathie
LE GUIDE
saison par saison

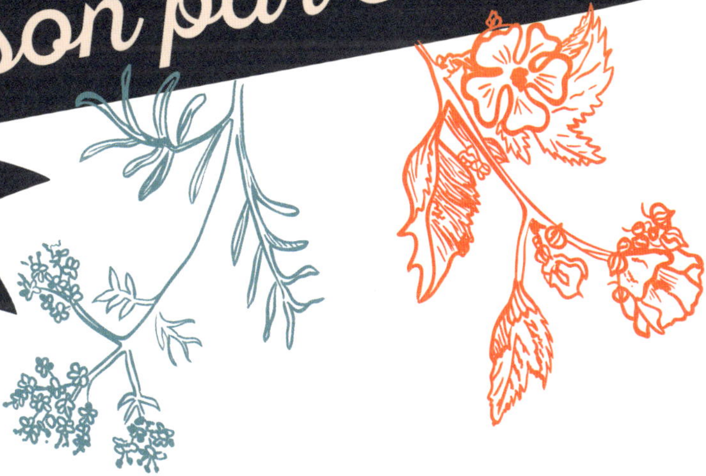

Flammarion

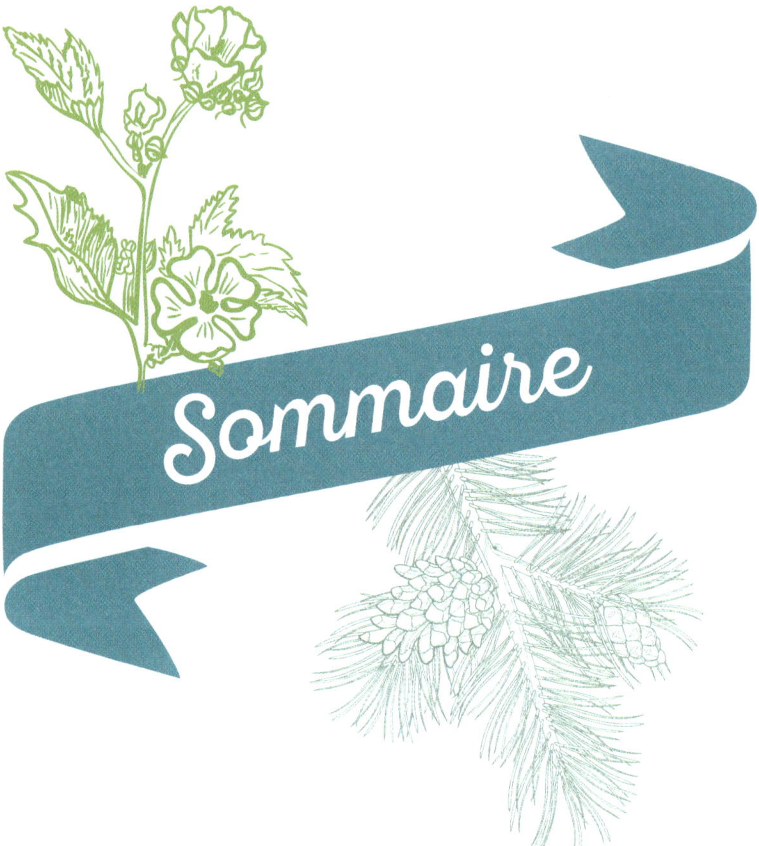
Sommaire

Qui suis-je ?

Naturopathe-énergéticien n'est pas mon premier métier. Avant cela, j'ai eu la chance de porter de nombreuses casquettes qui m'ont permis de construire ce métier à mon image.

Je suis originaire d'Afrique, je possède donc la culture du « tradithérapeute » : c'est-à-dire l'alliance profonde entre la science, l'intuitif et le monde invisible. En effet, j'ai d'abord effectué un parcours universitaire scientifique dans lequel j'ai été formé par des chercheurs de l'INRA (Institut national de la recherche agronomique) et du CEA (Commissariat à l'énergie atomique) afin d'obtenir le statut d'ingénieur-maître en prévention des risques et nuisances technologiques. Ce parcours m'a permis de développer de solides bases en sciences et un fort esprit critique. Intuitivement, je savais profondément que je ne pourrais jamais travailler dans ce domaine, tant il est loin de ce que je suis !

Je possède aussi un savoir-faire énergétique. Il s'agit d'un bagage de naissance. Cette partie de moi, le scientifique aime essayer de l'expliquer, de la comprendre en fonction des dernières recherches sur la conscience et le quantique. Mais, comme tout bon scientifique, mon mantra est une maxime attribuée au philosophe grec Socrate : « **Je sais que je ne sais rien.** » Il y a tant de choses inexplicables *en fonction des connaissances et des technologies actuelles* que je ne veux ni les expliquer ni les rejeter.

C'est au Québec, après avoir animé ma propre émission de radio, été gestionnaire de communauté et directeur de la Fondation québécoise en environnement que j'ai décidé de me former (suite aux recommandations de ma mère – *les mères ont toujours de bonnes intuitions* !) pour devenir naturopathe diplômé, N. D. (eh oui ! j'ai la chance d'être diplômé, car j'ai étudié au Canada), spécialisé en aromathérapie et en herboristerie. Initialement, pour être honnête, j'ai suivi cette formation pour être en mesure de me soigner seul. La vie a ensuite fait que ce métier s'est officiellement imposé à moi. Je consulte depuis plusieurs années entre Montréal et Paris, où je travaille en collaboration avec le corps médical. J'ai développé un volet d'éducation et de sensibilisation sur internet pour devenir influenceur dans le domaine de la naturopathie. Je suis aussi le fondateur du programme éducatif de rééquilibrage alimentaire, Nyam.fr.

Je suis donc très actif sur les réseaux sociaux avec des vidéos, des tutos, des astuces et beaucoup, beaucoup d'échanges et de partage ! Depuis peu, il est possible de me retrouver de temps en temps à la télévision, je donne des formations partout en France et au Québec. Je vous invite à visiter mon site pour en découvrir davantage : www.loicternisien.com

« Existe-t-il pour l'homme un bien plus précieux que la santé ? »

SOCRATE

Préambule

La médecine moderne a pour objectif de mettre fin rapidement à des symptômes parfois graves. C'est un angle d'action important, parfois même vital, qui a permis de grandes avancées dans le domaine médical (surtout sur le plan de la chirurgie), mais qui a ses limites. En effet, la maladie (que l'on appellera souvent « trouble » en naturopathie) est souvent le point final de nombreuses années où le corps a été mis à rude épreuve. Ainsi, ne pas « être malade » ne veut pas nécessairement dire « être en bonne santé ».

Le travail des médecines traditionnelles est de maintenir l'individu dans un état de bien-être physique, mental et émotionnel en mettant l'accent avant tout sur la prévention. Elles regardent le terrain d'une personne (cela correspond à l'état général du corps qui, entre autres, additionne l'ensemble des prédispositions et l'historique de santé d'un individu), son tempérament (caractéristiques morphologiques, physiologiques, etc.), ses énergies, etc. Chaque individu est unique et a besoin d'avoir un accompagnement personnalisé, individualisé et adapté à son état du moment. La naturopathie a elle aussi ses limites : cela va sans dire qu'en cas de crise cardiaque, il est préférable d'aller aux urgences. Cependant, elle travaille en synergie avec la médecine moderne en permettant un accompagnement quotidien afin d'être le plus possible en bonne santé.

Ce livre est une méthode qui vous accompagnera pendant 365 jours, avec trois axes de travail :

Le terrain

Vous aurez des clés pour avoir un terrain plus fort et plus robuste.
Ce terrain vous permettra d'être plein d'énergie et de résister aux maladies. Pour cela, vous serez guidé à travailler sur votre hygiène de vie (sport, alimentation, etc.).

Le préventif

Chaque année, le cycle des saisons se répète, incluant d'autres cycles plus personnels (allergies, troubles de la peau, stress, vacances, fêtes de fin d'année, etc.). Pour cela, les monographies de plantes et les conseils proposés vous indiqueront quels sont les remèdes et plantes du moment et comment il faut les utiliser afin d'optimiser son corps et de prévenir les déséquilibres.

Le remède d'urgence

Oups ! Un petit déséquilibre se présente ? Ce n'est pas grave, vous serez en mesure de réagir rapidement avec des fiches santé simples, efficaces et pratiques.

Ce livre a pour objectif de vous permettre d'acquérir une bonne santé et un équilibre durables.

Qu'est-ce que la naturopathie « moderne » ?

Ce que nous nommons aujourd'hui « naturopathie » est initialement un système médical complet, global et cohérent qui date de la nuit des temps, mais qui est pourtant très actuel ! J'aime décrire la naturopathie moderne comme étant un véritable art de vivre. Cette méthode mise avant tout sur la stimulation des mécanismes naturels d'autoguérison du corps. Je considère qu'elle est « complémentaire » à la médecine moderne : elle possède ses forces, ses limites et sa propre vision du monde.

Un petit peu d'histoire ! L'utilisation de la nature pour se soigner existe depuis toujours. À titre d'exemple, vous souvenez-vous d'Ötzi ? Il s'agit d'un homme qui a été assassiné il y a plus de 5 000 ans. C'est aussi la plus vieille momie naturelle d'Europe. Ce qui la rend si spéciale, c'est qu'elle a été miraculeusement préservée pendant toutes ces années dans la glace. Les archéologues ont constaté qu'Ötzi portait autour du cou un collier formé à partir de polypores du bouleau (champignons séchés). Par la suite, ils furent identifiés comme étant en mesure de soigner la parasitose chronique dont il était atteint (trichinose). De plus, lors de l'autopsie son corps révéla des tatouages, que des travaux scientifiques ont associés à une forme primitive d'acupuncture. Les motifs tatoués semblent en relation avec des zones portant des traces de maladies dégénératives, en particulier des lésions d'arthrose au niveau des articulations : genoux, chevilles et poignets. Étaient-ils imbibés de plantes curatives pour soigner cette maladie dégénérative ? C'est l'une des hypothèses.
Plus proche de nous, on observe aussi des traces de l'utilisation des plantes médicinales en Mésopotamie, mais aussi en Égypte. On sait maintenant que les Égyptiens connaissaient très bien leur pharmacopée. L'emploi des plantes médicinales était étudié et codifié dans des traitements complexes indiqués dans les papyrus médicaux, le plus célèbre d'entre eux étant le papyrus Ebers. On retrouve aussi des traces de ces utilisations en Inde (avec l'ayurvéda) et en Chine (avec les écrits de la médecine traditionnelle chinoise). Tous ces textes ont plusieurs milliers d'années !

« La nature recèle son propre pouvoir de guérison. »

Ainsi, un constat s'impose : l'homme a toujours utilisé la nature pour se soigner. Un naturopathe va ainsi travailler sur l'activation et le renforcement du corps et de ses mécanismes plutôt que chercher à éliminer des symptômes ou à attaquer directement (et uniquement) des agents pathogènes. Parmi les outils (modernes et anciens) employés par la naturopathie, on retrouve entre autres l'herboristerie, la phytothérapie, la nutrition, l'homéopathie, l'aromathérapie, les médecines quantiques, l'ayurvéda et la médecine traditionnelle chinoise.
Ces techniques naturelles épousent une vision globale de la médecine et mettent en application les quatre principes fondamentaux d'Hippocrate :

- *Primum non nocere* – « D'abord ne pas nuire » :
Les symptômes d'une maladie (la fièvre, par exemple) peuvent être les manifestations d'un processus de guérison.

- *Vis medicatrix naturae* – « La nature recèle son propre pouvoir de guérison » :
Le corps possède la capacité inhérente de préserver la santé et de la rétablir lorsqu'il l'a perdue.

- *Tolle causam* – « Découvrir et traiter la cause » :
Sans faire de diagnostic médical (réservé aux médecins), le naturopathe doit rechercher les causes de la maladie plutôt que tenter d'en supprimer les symptômes. La maladie est vue comme l'aboutissement ultime d'un dérèglement particulier.

- *Docere* – « Enseigner » :
Le naturopathe doit guider son patient sur la voie de la guérison et l'aider à préserver sa santé de façon naturelle.

Pour finir, il est important de noter que dans la vision moderne de la naturopathie, le naturopathe travaille en synergie avec la médecine allopathique et non contre cette dernière. L'objectif est d'être ensemble pour accompagner une personne vers le bien-être général et durable.

Concrètement, ça donne quoi ?

Voici un exemple concret : si vous avez une insomnie chronique, il y a de fortes probabilités pour que la solution offerte par la médecine allopathique soit de vous prescrire des médicaments pour vous calmer ou pour vous faire dormir. Il est ainsi rare que l'on regarde l'état du microbiote intestinal.
Le naturopathe, quant à lui, a pour mission de réaliser une anamnèse : il s'agit d'une analyse complète de votre mode de vie pour trouver la cause du problème. En effet, le trouble du sommeil est souvent multifactoriel. Ainsi, il pourra regarder :

Votre mode de vie :

- Quand a commencé ce trouble ?
- Utilisez-vous des écrans avant de dormir ?
- Dans quel état êtes-vous avant d'aller dormir ?
- Pratiquez-vous du sport ? de la méditation ?
- Prenez-vous une douche le soir ? un bain ?
- Mangez-vous tard le soir ?
- Prenez-vous des médicaments ?

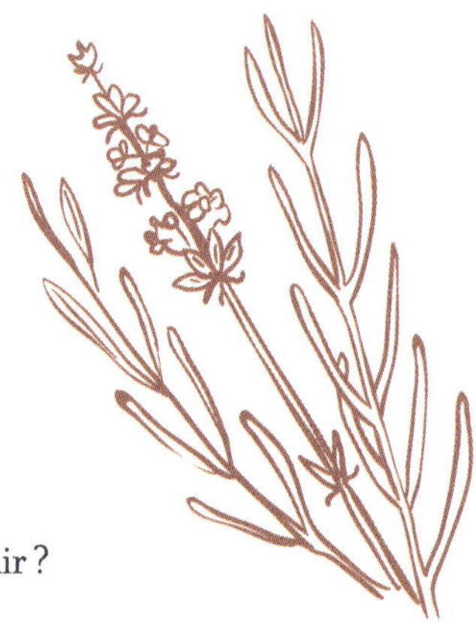

Votre état émotionnel :

- Vivez-vous une période de stress ? d'angoisse ?
- Êtes-vous inquiet ?
- Ruminez-vous souvent ?
- Est-ce que votre cerveau n'arrête jamais de réfléchir ?

Votre alimentation :

- Quand et comment mangez-vous ?

Troubles annexes :

- Avez-vous un déséquilibre du microbiote intestinal ?
- Avez-vous un déséquilibre énergétique ?
- Avez-vous des troubles hormonaux ?
- Avez-vous d'autres maladies ?

Évidemment, cette liste n'est pas exhaustive. Ainsi, tel un spéléologue, le naturopathe devra chercher dans les profondeurs de votre vie la ou les causes éventuelles pour non seulement mettre fin au déséquilibre, mais aussi l'empêcher de revenir !

Utilisation des plantes médicinales

Les plantes sont à la base de la médecine et de la pharmacie que nous connaissons aujourd'hui et leurs principes actifs sont souvent utilisés de façon standardisée dans les médicaments. Prenons par exemple l'aspirine : l'acide acétylsalicylique est obtenu à partir d'une réaction chimique faite avec l'acide salicylique. Cette molécule a pour la première fois été isolée à partir de l'écorce d'un arbre : le saule blanc (*Salix alba L.*).
Vous l'avez sûrement déjà remarqué, il existe de nombreux moyens de consommer les plantes médicinales. La naturopathie en utilisera plusieurs, modernes ou ancestraux, et l'on nomme ces différents états des « formes galéniques ». Dans chacune d'elles, la concentration en principe actif peut varier. C'est pour cela qu'on choisira toujours la forme la mieux adaptée en fonction de la plante que l'on souhaite employer et de l'action recherchée. En effet, il n'y aura pas les mêmes molécules dans une plante entière que dans une extraction ; cela dépendra de la méthode d'extraction, du solvant utilisé, etc.

Voici quelques formes galéniques (liste non exhaustive) :

Quelques formes galéniques traditionnelles :

- **L'infusion** (ou la tisane) : il s'agit de mettre les plantes fraîches ou séchées dans de l'eau. Elle peut se faire à froid en laissant le tout reposer pendant plusieurs heures à température ambiante ou à chaud, en laissant le tout infuser quelques minutes après avoir chauffé l'eau.
- **La décoction** : cette méthode est principalement utilisée pour les parties robustes d'une plante (racines, écorces). On mettra la plante dans de l'eau froide que l'on portera à ébullition à feu doux pendant 15 à 45 minutes suivant les plantes.
- **La macération** : ici, on va broyer les plantes et les laisser reposer dans un liquide (eau, vin, huile) pendant plusieurs heures ou plusieurs jours avant d'effectuer une filtration.
- **La teinture mère alcoolique** : il s'agit de laisser macérer une plante dans de l'alcool (le degré d'alcool va varier en fonction de la plante et des molécules que l'on souhaite extraire) pendant plusieurs semaines, puis de filtrer.
- **La teinture mère vinaigrée** : la plante macère dans du vinaigre pendant plusieurs semaines, puis la préparation est filtrée.

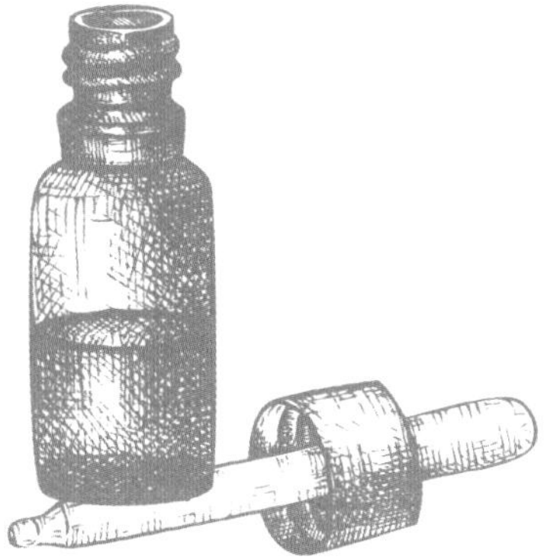

Quelques formes galéniques modernes :

• **Gélules de poudre micronisée** : il s'agit de plantes séchées puis réduites en poudre.
• **Les extraits de plantes fraîches standardisées** (EPS) : c'est une méthode très moderne qui permet d'extraire tous les composants du végétal en préservant la qualité des principes actifs. Les plantes sont congelées, broyées, puis on procède à une multiextraction hydroalcoolique. Le tout est conservé dans une solution à base de glycérine végétale.
• **Le nébulisat** : il s'agit de la concentration d'une infusion ou d'une décoction par évaporation grâce à un courant d'air chaud pour ne garder que les principes actifs.
• **Les suspensions intégrales de plantes fraîches** (SIPF) : dans ce cas, les plantes fraîches sont congelées dans de l'azote, broyées, puis remises en suspension dans de l'eau ou de l'alcool.
• **Les dilutions homéopathiques** : la préparation est effectuée à partir d'une teinture mère. Cette dernière est diluée et « dynamisée » (c'est-à-dire fortement secouée cent fois).
• **Les huiles essentielles** : il s'agit d'un liquide très concentré en principes actifs qui est obtenu par l'extraction ou la distillation des molécules volatiles d'une plante.
• **Les glycérés** : il s'agit de laisser macérer une plante dans de la glycérine végétale pendant plusieurs semaines, puis de filtrer.

Prévenir plutôt que guérir

Aider le corps avant qu'il ne tombe malade, voilà la clé de voûte de la naturopathie. C'est ce que vous allez découvrir avec cette méthode. En utilisant quelques plantes et quelques suppléments alimentaires, vous serez en mesure de maintenir votre corps à l'équilibre pendant toute l'année. Évidemment, je le répète, cela demande d'avoir une très bonne hygiène de vie (alimentation, sommeil, stress, etc.), car si vous avez une alimentation déséquilibrée et que vous dormez une heure par nuit… vous pouvez prendre toutes les plantes et pilules de la terre, cela ne servira qu'à remplir les caisses de votre pharmacie ou de votre herboristerie locale !

La responsabilisation est le premier axe de cette méthode : offrez-vous ce qui est bon pour vous ! Ce livre vous aidera à ajuster et comprendre votre alimentation et vous guidera avec les plantes et suppléments les mieux adaptés en fonction de la période de l'année.

Cette méthode est créée pour une personne adulte et en relative bonne santé.

Si vous prenez des médicaments, des plantes ou avez une condition particulière (femme enceinte, allaitement, maladie, etc.), il est très important de rencontrer votre médecin, pharmacien et/ou naturopathe pour vous assurer que les plantes et suppléments de ce livre sont bons pour vous.
L'ensemble des remèdes proposés s'adresse aux adultes en bonne santé et sans prise particulière de médicament. Par mesure de sécurité, on ne les utilisera pas chez les femmes enceintes, allaitantes et chez les enfants. Pour toute question, je vous invite à contacter un praticien qui saura ajuster les dosages à votre condition. Si les symptômes persistent, contactez votre médecin.

INTRODUCTION

Les bases de la santé

Connaître son tempérament

Qu'est-ce qu'un tempérament?

Nous l'avons vu, la naturopathie respecte les principes fondamentaux du serment d'Hippocrate. Cet homme, considéré traditionnellement comme le « père de la médecine », a appliqué au IVe siècle avant Jésus-Christ la « théorie des humeurs ».
Dans cette vision, le corps humain est constitué des quatre éléments fondamentaux – terre, eau, air, feu – qui possèdent chacun deux qualités : chaud ou froid, sec ou humide. C'est de là que découlent les quatre tempéraments que l'on retrouve chez les individus. Attention, l'objectif de cette classification n'est pas de mettre les gens dans des cases, car nous avons tous les quatre tempéraments. Seulement, nous en possédons un prédominant. Connaître votre tempérament dominant vous permettra de mieux déterminer vos besoins spécifiques.
Notons que ces éléments sont antagoniques et qu'ils doivent coexister en équilibre dans le corps pour garantir la bonne santé de l'individu.

Voici les quatre humeurs qui constituent chaque corps humain :

• **La bile jaune** : elle correspond à la bile (foie et vésicule biliaire). Cette humeur symbolise l'action et les défenses internes de l'organisme (l'immunité). Si elle se trouve en excès, la personne sera colérique, aura tendance à vivre de la colère des autres. Elle sera sujette aux spasmes musculaires, aux crampes et son teint tendra vers le jaune.

• **La bile noire** (atrabile) : elle correspond au fluide qui circule dans les nerfs. Cette humeur symbolise ce qui est en lien avec le système nerveux, c'est-à-dire la mémorisation, la concentration, l'intégration. Elle symbolise aussi l'élimination des déchets. Si elle est en excès, le sujet aura tendance à vivre dans la tristesse, à ruminer, son énergie sera lourde, sombre et il risque de faire des ulcères.

• **La pituite** : cette humeur correspond à la lymphe. Elle symbolise le flegme et l'assimilation. Le rôle de la pituite est de collecter et d'amasser le fruit de la digestion. Si elle se trouve en excès, elle va s'infiltrer au niveau des tissus qui deviennent alors plus flasques, pâles et produisent des inflammations des muqueuses provoquant une sécrétion excessive.

• **Le sang** : il s'agit du sang rouge, celui qui est chargé et porteur d'oxygène. Cette humeur symbolise la communication, les échanges (comme le sang effectuant le transport de l'oxygène vers les muscles). Si le sang rouge est en excès, la personne aura tendance à rougir en cas d'agitation, elle risque d'avoir des hémorragies et aura un terrain inflammatoire.

Ces humeurs correspondent aux quatre éléments, ayant eux-mêmes leurs qualités propres :

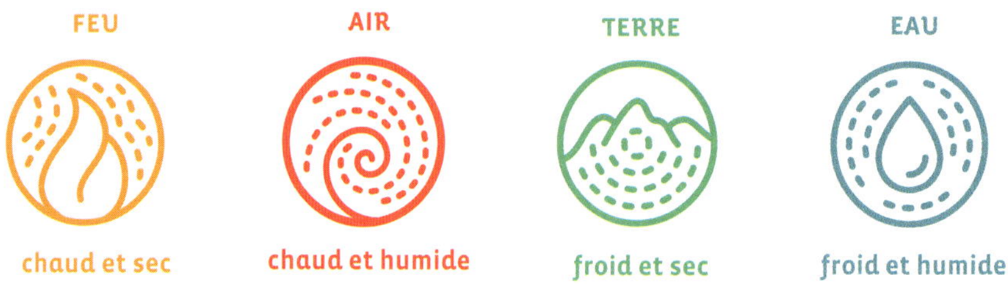

En résumé, les tempéraments sont donc reliés aux :

• **Humeurs** : pituite, sang, bile jaune et bile noire
• **Éléments** : eau, air, feu et terre
• **États de matières** : humide, chaud, sec et froid
• **Instincts dominants** : matériel, vital, moteur et psychique
• **Systèmes anatomiques fondamentaux** : digestif, respiratoire, ostéomusculaire et nerveux

Tempérament	État	Élément	Humeur dominante	Système anatomique fondamental	Instincts
Bilieux	Chaud et sec		Bile jaune	Ostéomusculaire	Moteur
Sanguin	Chaud et humide		Sang	Respiratoire	Vital
Lymphatique	Froid et humide		Pituite	Digestif	Matériel
Nerveux	Froid et sec		Bile noire	Nerveux	Psychique

Selon la prédominance des éléments et des humeurs, ils vont déterminer les quatre tempéraments fondamentaux :

Vous êtes bilieux — Vous êtes sanguin — Vous êtes lymphatique — Vous êtes nerveux

BILE JAUNE — SANG — LYMPHE — BILE NOIRE

Feu — Air — Eau — Terre

Je le répète, nous possédons les quatre tempéraments, avec plus ou moins de prédominance. Quand un tempérament est en excès, il sera bon de le rééquilibrer avec le tempérament opposé. On retrouve la dominance successive des tempéraments à différentes périodes de la vie :

- Lymphatique : enfance
- Sanguin : adolescence
- Bilieux : âge adulte
- Nerveux : vieillesse

Connaître votre tempérament va vous permettre de mieux vous comprendre, et vous aidera à choisir vos remèdes homéopathiques et votre alimentation.

Le tempérament bilieux

Les bilieux sont les archétypes du chef hyperactif : caractère du commandant et physiquement, à la limite de l'armoire à glace. Ils donnent l'impression d'avoir une grande force physique.

Sur le plan morphologique, vous allez les reconnaître assez facilement. Ce sont des personnes plutôt grandes, sèches, musclées, ayant des os développés et saillants. Leur visage est plutôt anguleux (carré ou rectangulaire) avec un teint jaune. Leur regard est perçant et leurs mouvements ont tendance à être saccadés, énergiques et volontaires. Leur démarche est dynamique, décidée, confiante et leur poignée de main sèche et ferme.

Sur le plan métabolique, ces individus ont tendance à être acides, à avoir des crampes, des spasmes et des troubles métaboliques liés au cholestérol. Au niveau des problèmes de santé, ce sont des personnes qui peuvent facilement avoir de l'athérosclérose et des problèmes hépatiques (c'est-à-dire, au niveau du foie et de la vésicule biliaire).

Du côté du caractère, ils ont beaucoup d'énergie. Ils commandent, prennent tout en main et veulent tout contrôler. Ils sont honnêtes mais ne savent pas vraiment faire confiance, déléguer des responsabilités. Si vous dérogez à leurs règles : fuyez ! Ils peuvent se mettre dans une colère explosive. Ils sont intransigeants, rigides, autoritaires, cassants, têtus et peuvent être très rancuniers.

Élément : Feu

Locution : « *Aut Caesar, aut nihil* », tout ou rien

Système dominant : ostéomusculaire

Organe dominant : vue

Instinct dominant : moteur

Le tempérament nerveux (ou mélancolique)

Vous pouvez visualiser les nerveux comme de grandes perches: ils sont longs et minces, parfois disproportionnés.

Sur le plan morphologique, c'est un tempérament qui se reconnaît bien lui aussi! Leur visage est plutôt triangulaire. Ils ont la peau souvent sèche, froide, rugueuse, le teint pâle... bref, ils n'ont pas vraiment bonne mine! Leur regard est hésitant; ce sont de grands introvertis. Du côté de l'alimentation, leur appétit est vraiment capricieux; ils peuvent avoir des dégoûts soudains, sans véritable explication.

Côté caractère, ils aiment réfléchir, à la limite de la masturbation intellectuelle: ils ont besoin de tout analyser, calculer et comprendre. Comme ce ne sont pas de grands sportifs, ils préfèrent le travail mental et adorent jouer avec les mots et les idées. Ce sont des êtres anxieux, agités, rusés, irritables qui peuvent aller jusqu'à la dépression. En contrepartie, ce sont aussi de grands intuitifs, des émotifs; des personnes mélancoliques et modestes, qui recherchent la solitude.

Vous l'avez compris, comme leur système nerveux est hypersollicité, c'est celui qui va facilement se déséquilibrer. En effet, ils sont sujets aux troubles neurologiques, aux ulcères ainsi qu'aux maladies graves (comme les maladies auto-immunes ou les cancers).

Élément: Terre

Locution: « *Fide sed cui vide* », circonspection et prudence

Système dominant: nerveux

Organe dominant: ouïe

Instinct dominant: psychique

Le tempérament lymphatique (ou flegmatique)

Les lymphatiques, nous en connaissons tous un ! Ce sont des personnes faciles à vivre, hypoactives, qui ont tendance à stocker au niveau du ventre.
Morphologiquement, vous les reconnaîtrez, car ils sont de courte taille et leur visage est plutôt large et rond. Ils ont peu de muscles et sont plutôt mous et flasques. En effet, ils ont tendance à grossir et à amasser du poids au niveau de l'abdomen. Les personnes de ce tempérament ont souvent une mauvaise circulation, qui a tendance à s'engorger. Du côté de l'appétit, ce sont de véritables gloutons, car leur faim est permanente ! Leur sommeil, quant à lui, est long.
Le système qui va avoir tendance à se déséquilibrer chez eux est le système digestif. De plus, ils ont une prédisposition à la cellulite, à la rétention d'eau, aux verrues, aux polypes, aux varices et même aux embolies pulmonaires ou aux phlébites ! Il faudra vraiment faire attention.
Du côté du caractère, comme je l'ai dit en introduction, ils sont faciles à vivre, gentils, inoffensifs, doux, patients, pondérés, etc. Ils sont concrets et ont besoin de construire et d'amasser ! Volontaires, consciencieux et fidèles, ils ont une très grande capacité d'adaptation. Par contre, ils manquent d'initiatives : ce sont de bons « suiveurs » qui ont besoin d'une locomotive pour avancer et bouger.

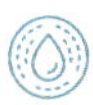

Élément : Eau

Locution : « *Ne quid nimis* », rien d'excessif/de trop

Système dominant : digestif

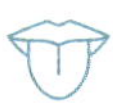

Organe dominant : goût

Instinct dominant : matériel et nutritif

Le tempérament sanguin

Vous ne vous êtes pas encore reconnu ? Peut-être êtes-vous un sanguin ! Ce sont de bons vivants qui aiment les plaisirs… tous les plaisirs !

Sur le plan morphologique, ils sont de taille plutôt moyenne, et de corpulence charnue et trapue. Ils ont un visage ovale, souriant avec de belles pommettes saillantes et un teint rose. Leur regard vif et direct est enveloppant. Si vous leur serrez la main, vous observerez qu'elle est souvent chaude et humide. Leur démarche est rapide et énergique. Chez eux, l'étage thoracique est prépondérant, avec la fonction cœur et poumons.

Les troubles des sanguins sont souvent associés aux inflammations aiguës, aux fortes fièvres ou aux bouffées de chaleur. Ils sont aussi sujets à l'hypertension et aux allergies.

Côté caractère, ce sont vraiment de beaux parleurs, ils ont la tchatche, n'aiment pas être seuls et sont toujours entourés ! Ils adorent communiquer, partager et échanger. Ce sont des êtres de plaisir ; la tentation sera toujours (toujours !) plus forte que la volonté. Que ce soit pour les plaisirs de la table ou ceux de la chair. Pour finir, notons qu'ils sont plutôt hyperactifs.

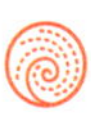

Élément : Air

Locution : « *Carpe diem* », jouissons de la vie à chaque instant

Système dominant : respiratoire

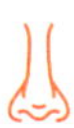

Organe dominant : odorat

Instinct dominant : vital

En résumé

Bilieux : les bilieux sont les chefs et les commandants. Ils aiment tout contrôler et lâchent difficilement prise. La jalousie ou la vengeance ont tendance à les animer. Ils peuvent être audacieux, durs et arrogants.

Nerveux : les nerveux sont de grandes perches intellectuelles, analytiques et introverties. Ils sont très critiques. Ainsi, ce sont les meilleurs participants s'ils croient profondément à une cause. À l'inverse, ils deviendront les pires de vos ennemis s'ils ne sont pas convaincus par vos propos : ils détruiront toute votre analyse tout comme ils peuvent prendre plaisir à ruiner leur propre analyse s'ils découvrent qu'elle ne fonctionne plus.

Lymphatique : c'est la bonne poire, le sympathique au bon cœur. Son humour est un atout qui lui permet d'être socialement reconnu. Passif et soumis, il aura besoin d'être accompagné par un leader, un caractère fort qui le tirera vers l'équilibre.

Sanguin : les sanguins sont comme un lac dont la surface s'agite au moindre courant d'air. Ils se calment et se stabilisent aussitôt que le souffle est passé ; ils changent dès que le vent va dans le sens inverse.

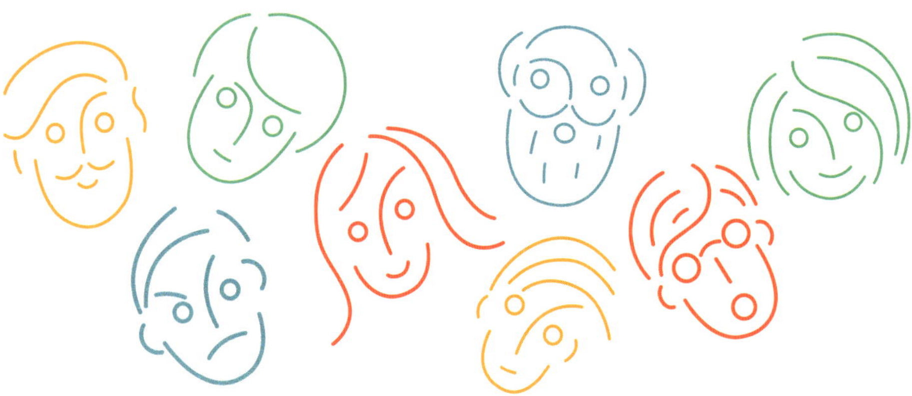

Définir son tempérament dominant

Définissez votre tempérament en répondant aux questions suivantes :

Comment est votre ossature?
a. Vous êtes bien bâti, plutôt rectangulaire (2)
b. Vous êtes plutôt mince (1)
c. Vous êtes plutôt trapu (4)
d. Vous êtes bien charpenté (3)

Vous êtes plutôt:
a. De masse moyenne (2)
b. Enrobé (3)
c. Un poids plume, pouvant être considéré comme maigre (1)
d. Lourd à obèse (4)

Votre peau est...
a. Épaisse et grasse aux pores dilatés (4)
b. Chaude et rosée (2)
c. Sèche et froide (1)
d. Douce et rouge (3)

Votre regard est:
a. Vif (1)
b. Attractif (4)
c. Précis (2)
d. Pénétrant (3)

Votre appétit est:
a. Bon, parfois excessif (3)
b. Variable et capricieux (1)
c. Important (2)
d. Permanent, avec une grosse tendance au grignotage (4)

Votre soif est:
a. Importante, calculée (2)
b. Variable et capricieuse (1)
c. Faible (4)
d. Excessive (3)

Vous êtes plutôt:
a. Intelligent, social (3)
b. Ordonné, entreprenant (2)
c. Actif, cérébral, curieux (1)
d. Calme, lent, réceptif (4)

Vous avez tendance à:
a. La nervosité (1)
b. La prise de poids (4)
c. L'inflammation (2), (3)

Vous êtes:
a. Déterminé et confiant (3)
b. Plutôt stable et calme (4)
c. Du genre à renoncer facilement (1)
d. Déterminé et ambitieux (2)

Votre mémoire est:
a. Bonne à moyen terme (2)
b. Précise, bonne à long terme (3)
c. Bonne à court terme (1)
d. Moyenne, vous avez souvent besoin de réviser (4)

Votre sommeil est plutôt:
a. Lourd, excessif (4)
b. Léger et entrecoupé (1)
c. Court, efficace et récupérateur (2)
d. Court et profond (3)

Votre débit de parole est plutôt:
a. Précis et clair (3)
b. Lent et monotone (4)
c. Rapide, ininterrompu (1)
d. Incisif et autoritaire (2)

Vous êtes plutôt:
a. Calme, flegmatique (4)
b. Très volontaire (2)
c. Loquace, causant (3)
d. Judicieux, perspicace (1)

Résultats:

Si vous avez plus de (1): vous êtes un nerveux!
Si vous avez plus de (2): vous êtes un bilieux!
Si vous avez plus de (3): vous êtes un sanguin!
Si vous avez plus de (4): vous êtes un lymphatique!

« Dis-moi ce que tu manges et je te dirai qui tu es. »
Jean Trémolières

Bien s'alimenter

La nourriture et moi, une relation complexe

D'aussi loin que je me souvienne, mon rapport à la nourriture a été particulier, il y avait des troubles alimentaires dans ma lignée. Déjà enfant, alors que je vivais en Côte d'Ivoire, j'avais beaucoup de difficulté à m'alimenter normalement. Mes parents m'ont souvent raconté à quel point il était stressant d'avoir un enfant qui ne mange pas. L'alimentation est la source vitale ; un enfant qui refuse de manger est souvent un enfant qui refuse de s'incarner complètement dans sa vie.

Pour réussir à me faire manger, quelques petits morceaux de fromage ou de fruits étaient disposés un peu partout dans la maison pour que je puisse les avoir à ma disposition. Je suis de ceux qui mangent en fonction de l'odorat. Si le plat devant moi semble visuellement immangeable mais qu'il sent merveilleusement bon, je n'aurai aucun problème à le manger. À l'inverse, si un aliment sent mauvais, il me sera impossible de le consommer. Ce qui explique ma difficulté, enfant, avec les aliments importés que nous pouvions consommer en Afrique, qui sentaient souvent fort.

C'est pourquoi en arrivant en France à l'âge de 7 ans, j'ai commencé à prendre beaucoup de poids en découvrant l'alimentation « moderne » et surtout... le Nutella ! Pendant cette période, je me suis mis à manger beaucoup d'aliments transformés, mais aussi des produits laitiers et du sucre sous toutes ses formes. Comme j'aime le dire à mes clients avec beaucoup d'humour : « Vous avez devant vous un homme qui mangeait le matin une demi-boîte de Coco Pops, 1 kg de Nutella par semaine et buvait un demi-litre de lait par jour. Le reste de mon alimentation était quasiment exclusivement fait de pâtes, de fromage et de concentré de tomates. »

Cette alimentation a duré jusqu'à mon départ pour le Québec. C'est là-bas que j'ai commencé à découvrir l'impact de l'alimentation sur la santé. Je suis ainsi devenu, par la force des choses (et la maladie), mon propre cobaye.

« Vous avez un intestin irritable, il va falloir vivre avec ! »

En arrivant au Québec, j'ai commencé à avoir des troubles digestifs. Les symptômes ont évolué au point de supposer le développement d'un cancer du côlon (cancer qui a emporté un membre de ma famille). C'est après une batterie d'examens que le verdict est tombé : « Vous avez un intestin irritable, il va falloir vivre avec ! »
Vivre avec ! C'était la seule solution que le corps médical apportait à mes souffrances. J'en ai conclu que si mon intestin se sentait irritable, il y avait bien quelque chose qui l'irritait (au sens figuré). J'ai donc commencé à appliquer mes cours de naturopathie sur moi-même et cherché à en savoir plus sur le fonctionnement de nos intestins et principalement sur le microbiote et l'inflammation chronique.

J'ai découvert que le **microbiote intestinal** est une véritable fourmilière de bactéries, virus, parasites et champignons non pathogènes qui vivent dans nos intestins. Notre tube digestif abrite entre 10^{12} et 10^{14} de micro-organismes : c'est deux à dix fois plus que le nombre de cellules qui constituent notre corps humain, pour un poids de 2 kg ! Il y a d'ailleurs de plus en plus d'études le concernant et son rôle est de mieux en mieux connu. On sait désormais qu'il joue un rôle dans les fonctions digestive, métabolique, immunitaire et neurologique (j'ai déjà des cas en clinique où le travail sur le microbiote seul a contribué à une amélioration notable de l'état général). Les chercheurs tentent de comprendre les liens entre la dysbiose (l'altération qualitative et fonctionnelle de la flore intestinale) et certaines pathologies, en particulier les maladies auto-immunes et inflammatoires.

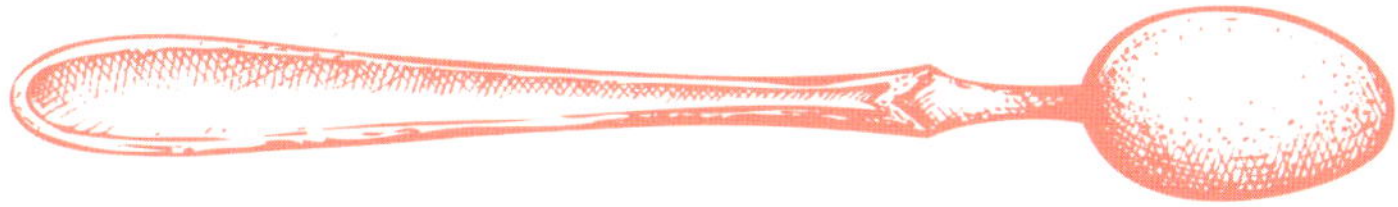

N'ayant pas été allaité et ayant été sous antibiotiques toute mon enfance (j'ai été un enfant très malade), j'ai commencé à comprendre que ma fragilité intestinale était sûrement ancienne, que ma santé fragile avait certainement un lien avec mon microbiote et que mes intestins en avaient sûrement assez... C'était un moment de rébellion !

Au travers de mes recherches, j'ai aussi accueilli la notion de santé globale, en acceptant d'intégrer à ma pathologie un volet émotionnel, énergétique, alimentaire et purement « organique ». J'ai donc découvert que certains aliments modernes avaient la faculté de créer une inflammation chronique. Ce qui a des conséquences sur le microbiote et donc sur divers endroits du corps.

Comme je le dis souvent à mes clients, avoir des symptômes digestifs est un cadeau, c'est un message d'alerte que donne le corps avant d'avoir des déséquilibres bien plus graves et durables ! J'ai donc décidé de changer mon alimentation (qualité, quantité, cuisson des aliments, etc.) pour tester l'effet sur ma santé.
La cuisson est un point important de l'alimentation souvent ignoré et qui, dans mon cas, a véritablement changé le cours des choses. En effet, nous savons que les vitamines sont détruites par des températures supérieures à 47 °C (sauf à la vapeur). Les enzymes quant à elles ne résistent que jusqu'à 60 °C (sauf à la vapeur douce qu'elles tolèrent jusqu'à 95 °C). De plus, en chimie organique, une molécule change de propriétés lorsque sa structure physique se modifie. Et cela, même si sa formule chimique reste identique. C'est ainsi que la cuisson transforme les molécules en rendant certaines protéines inutilisables par l'organisme.

Pour finir, de nouvelles molécules apparaissent lors des cuissons à haute température. La réaction la plus connue des scientifiques est celle de Maillard, qui entraîne le brunissement des aliments. Certains produits de la réaction de Maillard ont des propriétés toxiques et inflammatoires. C'est pourquoi je recommande la cuisson à la vapeur douce (personnellement, j'utilise le Vitaliseur de Marion).

Cette cuisson a changé ma vie et soigné mes intestins.
Je n'ai plus aucun symptôme du côlon irritable. « *Il va falloir vivre avec !* » : je suis la preuve que non. Le corps n'est pas fait pour causer des douleurs ou fonctionner anormalement. C'est la machine la plus complexe et puissante du monde.
Si elle dysfonctionne, c'est qu'il y a une raison...

Aujourd'hui, j'ai compris que « je suis ce que je mange » n'est pas tout à fait la réalité ; nous sommes ce que nous assimilons ! Vous pouvez « bien » manger (en fonction de vos connaissances), mais si vous consommez des aliments pro-inflammatoires ou qui ne vous correspondent pas, alors la fonction de vos intestins sera altérée et l'assimilation des nutriments perturbée. Votre corps ne pourra pas fonctionner de manière optimale. C'est pourquoi une alimentation saine est primordiale, avant même de vouloir prendre des vitamines ou des plantes médicinales. Sinon cela ne sert pas à grand-chose.

La règle des 80/20

Une fois revenu à l'équilibre (à savoir la disparition complète des problèmes de santé), je vous recommande d'adopter (comme je le fais depuis plusieurs années) la règle des 80/20. C'est pour cela que je suggère toujours d'adopter le flexitarisme (80 % de produits d'origine végétale et 20 % d'aliments d'origine animale). La flexibilité est aussi valable à une plus grande échelle : il s'agira de faire attention à votre alimentation 80 % du temps et de vous faire plaisir, de sortir du cadre, les 20 % restants.

Pour vous apporter le meilleur, manger et cuisiner doivent se faire en conscience, dans la joie, la curiosité et la flexibilité. C'est de cette manière que vos aliments seront chargés d'une bonne énergie et que votre corps pourra sécréter les messagers nécessaires qui vous aideront à mieux digérer et assimiler les aliments.

Ainsi, évitez de cuisiner et de manger :

- Avec une émotion dense (colère, frustration, tristesse),
- En regardant la télévision ou le smartphone,
- En vitesse.

Au contraire, il est recommandé :

- De poser une intention pendant que vous cuisinez ou mangez,
- De prendre le temps de cuisiner,
- De savourer vos aliments,
- De manger et de cuisiner dans le calme, le plaisir et la joie.

Se nourrir est un besoin quotidien fondamental qui est très perverti de nos jours. L'alimentation représente un contact privilégié avec l'environnement et avec la nature. La qualité de ce contact entre l'humain et la terre nourricière est en grande partie reflétée dans l'état de santé et dans la vitalité d'une personne. Nous sommes tous d'accord pour dire qu'une alimentation saine est incontournable pour être et rester en bonne santé, mais concrètement, qu'est-ce qu'une alimentation saine ? Qu'est-ce que cela veut dire ? Comment faire ? La définition est très loin de faire l'unanimité !
Dans ce chapitre, nous allons réduire la frontière entre alimentation, santé et médecine pour avoir une vision plus globale et donner à l'acte de manger tout son potentiel guérisseur. En effet, il est important de développer une compréhension aiguisée de l'impact des aliments sur le corps et la santé. Vous allez découvrir comment améliorer votre état de santé général avec une alimentation adaptée et des aliments qui augmenteront votre vitalité.
Pour finir, avec toutes les informations surabondantes et bien souvent contradictoires qui circulent dans ce domaine, affiner votre esprit critique est très important pour trouver l'alimentation qui vous correspond : n'hésitez pas à expérimenter !

Le rôle de l'alimentation

Manger, oui ! Mais pourquoi exactement ?

L'alimentation est notre principal carburant. Tout comme une voiture a besoin d'essence de grande qualité pour ne pas s'encrasser et avancer, notre corps a besoin d'une alimentation adaptée à ses besoins pour rester en bonne santé et plein de vitalité. L'alimentation étant la première variable environnementale en contact direct avec l'intérieur de notre corps (et donc de nos cellules), si elle est trop industrialisée et d'une qualité plus que négligeable, elle sera créatrice de maladies comme le diabète, les troubles cardio-vasculaires, l'hypertension, le surpoids, etc. Effectivement, sans une nourriture adaptée, votre organisme ne peut pas maintenir son homéostasie, c'est-à-dire stabiliser ses constantes physiologiques (pression artérielle, température ...).

L'aliment structure

Le corps est composé de nombreux organes ; chacun d'entre eux est composé de cellules elles-mêmes composées de milliers de molécules. Ces molécules sont en constant renouvellement afin de maintenir notre corps en état optimal de fonctionnement.

À titre d'exemple, les cellules de la peau se renouvellent toutes les quatre à six semaines. C'est pourquoi le corps perd quotidiennement de nombreuses molécules (des protéines, des vitamines...). Le premier rôle de l'alimentation est donc d'apporter à notre corps tout ce dont il a besoin pour compenser et remplacer ce qu'il perd. Ces composés se retrouvent dans les aliments que nous consommons. Si nous continuons à comparer notre corps à une voiture, il faut entretenir les pièces qui la constituent (pneu, essuie-glace, fusibles...) pour qu'elle puisse rouler. Notre corps, c'est pareil !

L'aliment énergie

Le second rôle de l'alimentation est d'apporter au corps de l'énergie. Pour pouvoir fonctionner correctement (maintenir sa température à 37 °C, faire battre le cœur, respirer, faire bouger les muscles...), le corps a besoin de recevoir quotidiennement cette énergie. Cette dernière provient de la digestion, de l'absorption et du métabolisme des aliments que nous ingérons.

À titre indicatif, voici les **besoins énergétiques estimés**[1] (en calories par jour) :

	ÂGE	SÉDENTAIRE	PEU ACTIF	ACTIF
Homme ♂	19-30 ans	2 500	2 700	3 000
	31-50 ans	2 350	2 600	2 900
	51-70 ans	2 150	2 350	2 650
	71 ans +	2 000	2 200	2 500
Femme ♀	19-30 ans	1 900	2 100	2 350
	31-50 ans	1 800	2 000	2 250
	51-70 ans	1 650	1 850	2 100
	71 ans +	1 550	1 750	2 000

• **Sédentaire** : activités de la vie quotidienne, incluant jusqu'à 30 minutes de marche lente (5 km/h). • **Peu actif** : 30 à 60 minutes d'activités d'intensité modérée. • **Actif** : plus ou moins 60 minutes d'activités d'intensité modérée.

L'aliment plaisir et social

S'alimenter ne signifie pas simplement réaliser et satisfaire un besoin physiologique. L'alimentation se trouve au carrefour des domaines affectif, culturel et social. Nous le voyons chez les gens qui développent un trouble du comportement alimentaire ou dans les tribus reculées où l'échange d'un repas peut être un acte politique.

Nous savons aussi aujourd'hui que la manière dont nous nous alimentons (qualité, quantité et durée du temps consacré à un repas) est en lien avec notre milieu social – niveau de revenu, niveau d'éducation, âge, habitudes alimentaires de la famille, influence des amis, des médias, etc. Tous ces facteurs doivent être pris en compte pour analyser et comprendre les pratiques alimentaires.

Donc, en fonction des individus, les aliments vont jouer un rôle différent. Cela va du simple rôle nourricier au rôle social, en passant par la compensation d'un manque affectif, l'image de soi dans la société, etc. Chaque personne va construire sa propre histoire alimentaire, ses propres croyances sur le sujet et créer une relation intime avec l'alimentation liée à l'interaction de différents facteurs biologiques et culturels.

Le rôle du système digestif

Afin d'être utilisés comme source d'énergie pour les cellules de l'organisme, les aliments que nous consommons ne peuvent conserver la forme qu'ils ont dans notre assiette. Ils doivent donc être réduits en molécules assez petites pour traverser la membrane des cellules intestinales. Ce phénomène se nomme **la digestion.**

Pour y parvenir, le système digestif est composé de différentes parties : le tube digestif (ou canal alimentaire) et les organes annexes (dents, langue, glandes salivaires, foie, vésicule biliaire et pancréas).

Le passage des petites molécules au travers des cellules intestinales et, au-delà, dans le sang et dans la lymphe, est appelé **absorption.**

Ainsi le système digestif a différents rôles à jouer :

- **L'ingestion** : c'est le fait de mettre les aliments, liquides et solides, en bouche.
- **La sécrétion** : les cellules du système digestif fabriquent chaque jour des acides, du mucus protecteur et lubrifiant et des sécrétions réalisant la digestion. La totalité de ces liquides fabriqués par le système digestif représente 7 litres par jour.

• **Le brassage et la propulsion** : l'alternance de contraction et de relâchement des muscles lisses des parois intestinales, depuis le début de l'œsophage jusqu'à la fin du côlon, mélange les aliments et les sécrétions et fait avancer le tout jusqu'à l'anus. C'est ce que l'on nomme la motilité intestinale.
• **La digestion** : les aliments sont réduits en petites molécules par des mécanismes qui peuvent être :
  • ***Mécaniques*** : mastication et découpage alimentaire (dents et langue), pétrissage (estomac, intestin grêle),
  • ***Chimiques*** : les enzymes digestives de la salive, la bile, les sécrétions gastriques, pancréatiques, grêles…
• **L'absorption** : pénétration de ces petites molécules au travers de la membrane plasmique des cellules intestinales, jusqu'au sang.
• **La défécation** : évacuation des déchets et substances indigestes.

Digestion ou absorption ?
Nous l'avons vu, se nourrir est un mécanisme complexe qui met en relation le monde extérieur avec notre milieu intérieur. Dans ce passage de l'extérieur à l'intérieur, le corps possède des barrières qui se doivent d'être efficaces. La plus importante est la fameuse barrière intestinale : elle a comme rôle, telle une douane, de déterminer quels composés ont le droit d'entrer et lesquels doivent rester à l'extérieur. Cette douane doit être sélective et laisser entrer uniquement les éléments nutritifs nécessaires au corps. Il est indispensable que les autres composés (parasites, molécules toxiques, etc.) restent à l'extérieur. L'alimentation a un rôle très important et aide à prendre soin de cette barrière afin d'avoir une digestion et une absorption optimales. Absorber des composés toxiques ou ne pas absorber les composés nécessaires au bon fonctionnement du corps aura un impact sur l'état de santé général.
Nous ne sommes pas ce que nous mangeons, nous sommes ce que nous assimilons !

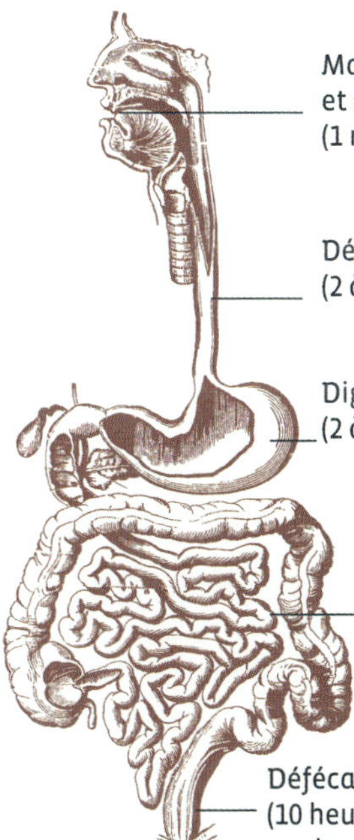

En résumé

- **La digestion** : ensemble des transformations que subissent les aliments dans le tube digestif avant d'être assimilés.
- **L'absorption** : processus par lequel les produits de la digestion (nutriments, vitamines, minéraux, eau, etc.) traversent la barrière digestive.

Les bases d'une alimentation saine

Chaque personne, chaque condition particulière nécessite une alimentation adaptée. On ne mangera pas la même chose si l'on a un diabète de type 2, une hypothyroïdie... De même pour des personnes ayant un tempérament différent.
Pourtant, il y a un tronc commun important que nous allons découvrir.
Avec une alimentation moderne si transformée, il est important d'en avoir conscience.

Ces grandes lignes sont basées sur :
- **La limitation de l'inflammation chronique** (grâce à une alimentation anti-inflammatoire),
- **La bonne santé du microbiote digestif** (l'ensemble des bactéries bénéfiques présentes dans les intestins).

Lorsque ces deux paramètres sont optimaux, nous sommes en mesure de mieux assimiler nos nutriments et le corps fonctionne de manière optimale.
Chaque aliment est composé de milliers de molécules. Un grand nombre d'entre elles va être utile au corps. Varier les couleurs et les saveurs vous permet d'apporter à votre corps une large variété de molécules différentes et donc de bénéficier des multiples vertus thérapeutiques des aliments, épices et herbes culinaires.

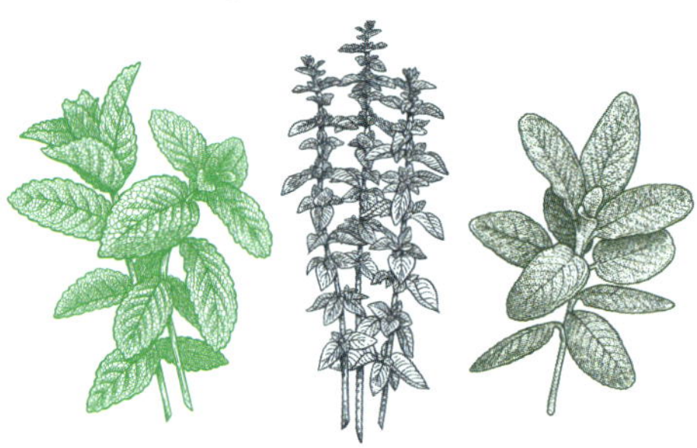

L'inflammation chronique
L'inflammation fait partie de la réponse immunitaire. Elle défend le corps contre les agents pathogènes, les cellules endommagées, etc.

L'inflammation peut être aiguë ou chronique
• **L'inflammation aiguë** : il s'agit de la réponse immédiate du corps à un agent agresseur. Elle est de courte durée (quelques jours à quelques semaines). Elle guérit par elle-même, naturellement, mais elle peut laisser des séquelles si la destruction tissulaire a été trop importante.
• **L'inflammation chronique** : il s'agit d'une inflammation qui ne guérira pas spontanément. Au contraire, elle va évoluer en persistant ou, pire, en s'aggravant pendant plusieurs mois ou plusieurs années. Non seulement l'inflammation chronique est inutile, mais elle est aussi dangereuse pour le corps.

L'inflammation chronique trouve son origine dans…
• Le polymorphisme génétique (différences entre individus)
• Le tabac
• Les médicaments
• Le stress
• L'alimentation moderne
• Les métaux lourds
• Les carences
• Les allergies ou intolérances alimentaires
• Le manque d'exercice physique
• L'alcool
• Les substances chimiques
• Etc.

Tous ces facteurs entraînent la **libération de cellules du système immunitaire et d'hormones** qui, à terme, vont agresser et détruire les tissus, le tout conduisant à des douleurs et de la fatigue chronique.
Eh oui ! À force de se battre, notre petit corps s'épuise, vieillit vite, subit des carences par malabsorption intestinale, des troubles du sommeil, etc.
Voilà pourquoi il est important d'apporter à son alimentation le plus d'aliments anti-inflammatoires et le moins d'aliments pro-inflammatoires.

Le microbiote

Le microbiote constitue l'ensemble des micro-organismes qui ont colonisé le corps humain et avec lesquels nous cohabitons quotidiennement. On y retrouve des bactéries, des virus, des champignons, des levures et même des protozoaires. Si l'on met l'accent sur le microbiote intestinal, autrefois appelé « flore intestinale », c'est parce qu'il s'agit du microbiote le plus important du corps humain. En effet, il contient plus de 100 000 milliards de germes !

Le microbiote de chacun est unique, c'est comme notre « empreinte digitale bactérienne ». Selon Biocodex Microbiota Institute (site spécialisé dans le microbiote humain), une soixantaine d'espèces de bactéries seulement sont portées par 50 % des individus vivant dans une même zone géographique, ce qui est très faible ! Les connaissances sur le microbiote des intestins et son impact sur la santé humaine ne cessent d'augmenter avec l'utilisation des nouvelles technologies, principalement basées sur le séquençage génétique des micro-organismes qui peuplent l'intestin. Bien que cela soit encore discuté, ce séquençage a permis de mettre en évidence qu'il existe trois types de compositions bactériennes différents chez les individus (cette information risque évidemment d'évoluer en fonction de la recherche scientifique). Et vous savez quoi ? Ces groupes sont liés, en grande partie, aux habitudes alimentaires. Heureusement, le microbiote peut être volontairement modifié en changeant notre alimentation. Il faut bien retenir que c'est de la diversité de ce microbiote que dépend votre santé !

Exemple parlant

Dans une étude[2] publiée en février 2019 dans la revue *Nature Microbiology,* il est suggéré que certains types de bactéries présentes dans nos intestins pourraient avoir un impact direct sur notre qualité de vie, notre état psychique et même être directement liées à certaines maladies comme la dépression.
Une seconde étude[3] parue dans la revue *mSphere* suggère quant à elle que pour vieillir en bonne santé, il faut que les bactéries de nos intestins soient aussi en bonne santé. En effet, les résultats de cette étude ont montré qu'il existe un lien direct entre la santé des personnes âgées et les bactéries présentes dans l'intestin. Il a été observé que la composition globale du microbiote intestinal des personnes âgées en bonne santé était similaire à celle des personnes pouvant avoir plusieurs décennies de moins. Ainsi, cette dernière étude démontre que le microbiote est le reflet de notre mode de vie et, surtout, de notre alimentation. Voilà pourquoi il est très important d'en prendre soin.

Les règles à suivre pour manger sainement

Vous allez vous rendre compte qu'une alimentation thérapeutique basée sur l'anti-inflammatoire et le bien-être du microbiote se fonde sur une alimentation méditerranéenne, à laquelle on fait quelques ajustements importants, avec des produits biologiques.

Produits	Sur une base régulière	De temps en temps	À éliminer
Fruits et légumes	Algues et légumes frais ou congelés Jus de légumes fraîchement pressés Lactofermentations Petits fruits frais de saison (1 à 2 fois par jour)	Fruits congelés (1 à 2 fois par semaine)	Fruits et légumes en conserve Jus de fruits industriels
Céréales, féculents, amidons, farines et légumineuses	–	Riz, riz sauvage, quinoa, sarrasin, amarante, millet, manioc Légumineuses Soja (bio, sans OGM) uniquement sous forme fermentée (tamari, yaourt) (1 à 2 fois par semaine)	Céréales contenant du gluten (blé, semoule de blé, avoine, seigle, orge, Kamut, froment, épeautre, petit épeautre...) Maïs Fécules (de maïs, de pomme de terre, etc.) Tofu, sauce soja Nourriture industrielle incluant soja et viande végétarienne artificielle
Protéines animales	Poissons sauvages de petite taille (morue, maquereau, sardine) et fruits de mer Bouillon de viande biologique Œufs biologiques de poule, d'oie ou de caille	Petits mammifères de pâturage nourris à l'herbe et certifiés biologiques Volailles biologiques (1 à 2 fois par semaine)	Viandes de fermes industrielles et animaux nourris aux grains. Œufs d'élevage en cage. Poissons de ferme d'élevage

•••

Produits	Sur une base régulière	De temps en temps	À éliminer
Produits laitiers et ses substituts	Beurre clarifié, cru et biologique. Laits végétaux	Lait de jument, Kéfir de lait, Fromage de brebis et de chèvre (1 fois par semaine)	Lait de soja, Laits animaux (y compris sans lactose), Fromages, Crème glacée, Beurre, Yaourt
Oléagineux*	Noix de cajou, Amande, Noix, Noix de pécan, Noisette, Pignon de pin, Noix du Brésil, Noix de macadamia, Pistache, Graines de chanvre, Chia, Citrouille, Lin, Tournesol, Sésame, Avocat, Olives	—	Toutes les huiles raffinées. Arachide et beurre d'arachide
Huiles végétales	Huile de colza, de lin, de cameline, de chanvre**, de noix, d'olive, de bourrache	Autres huiles végétales (1 à 3 fois par semaine)	Toutes les huiles raffinées: huile de maïs, de soja, d'arachide
Cuisson	Vapeur douce à 95 °C (si possible dans un Vitaliseur de Marion)	Autres genres de cuisson (le moins souvent possible)	La cuisson à haute température. Les grillades. Le micro-ondes
Vinaigre	Cidre de pomme	De vin, Balsamique (1 à 3 fois par semaine)	

*Il est recommandé de les faire tremper une nuit dans de l'eau avant de les consommer pour en faciliter la digestion.

**Le chanvre présentant une certaine parenté avec le blé, il existe une possibilité d'intolérance.

Adapter son alimentation

L'alimentation n'est pas la même pour tout le monde et varie en fonction des périodes de l'année, des besoins du corps et des problèmes de santé.

En fonction de son tempérament
Connaître votre tempérament vous permettra d'ajuster qualitativement et quantitativement votre alimentation en fonction de votre constitution.

- **Manger pour le lymphatique** : place à la légèreté ! Il faut privilégier les fruits et légumes en grande quantité, et cuisinés de préférence à la vapeur douce, et limiter les laitages, le sel, les aliments raffinés, le sucre, les gras saturés ainsi que les céréales. Le lymphatique devra éviter l'alimentation crue qui aura tendance à ralentir sa digestion. Les régimes se révèlent souvent inefficaces chez lui, car les restrictions augmentent sa tendance à stocker.

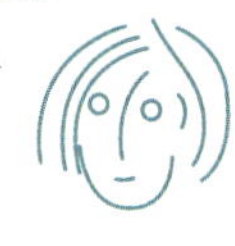

- **Manger pour le sanguin** : l'alimentation doit contenir assez de protéines et de glucides pour soutenir l'activité. Attention à la consommation excessive pour éviter le stockage et les problèmes de santé ! Le sanguin doit à tout prix s'abstenir de manger au sein d'un même repas de la charcuterie, des viandes et du fromage. La consommation de fruits et légumes – de préférence crus – doit se faire en grande quantité. Le sanguin doit apprendre à consommer régulièrement de bonnes graisses, riches en acides gras oméga-3, afin de préserver son système cardio-vasculaire. On les retrouve dans les huiles végétales comme l'huile de colza ou de lin et dans les petits poissons (harengs, sardines, maquereaux, anchois…). Dernier point, son hydratation devra être parfaite.

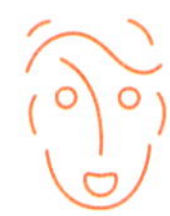

- **Manger pour le bilieux** : son foie est hypersensible. Il supporte mal les repas surchargés en aliments gras et trop riches en protéines. Le bilieux doit absolument limiter son apport en protéines animales (viande, laitage), en céréales et en produits raffinés (pâtes, pain, riz blanc…). Pour finir, il lui faut éviter les excitants et limiter la consommation d'épices et d'aliments trop riches et préférer les fruits et légumes frais qui le rafraîchiront. Du fait de son tempérament chaud, il doit prêter une attention particulière à sa consommation d'eau.

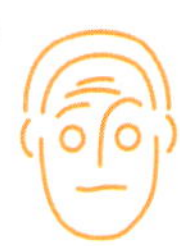

• **Manger pour le nerveux** : le nerveux a un appétit d'oiseau. De plus, il digère mal et de nombreux aliments le gênent. Il lui est recommandé de faire quatre ou cinq petits repas par jour, en prenant le temps de bien mâcher ses aliments. La cuisson devra se faire à la vapeur douce et il lui faudra absolument consommer avec grande modération les crudités, les agrumes, les fritures ainsi que tous les aliments qui acidifient l'organisme et diminuent l'immunité. Il lui faut privilégier les protéines végétales et particulièrement les associations légumineuses-céréales, de même que les aliments riches en magnésium, en vitamine B et en acides gras oméga-3.

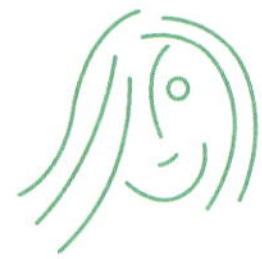

L'être humain est une machine ultracomplexe et ultrasophistiquée. Bien trop sophistiquée pour être classée en seulement quatre catégories. C'est pourquoi il est important d'écouter votre corps ; c'est votre meilleur allié, votre meilleur médecin.

Les nutriments nécessaires au corps

Manger pour prendre soin de sa peau

Nutriments	Fonctions	Sources naturelles
Vitamine A et caroténoïdes	Ils jouent un rôle important dans la cicatrisation et l'entretien de la peau ; nourrissent les follicules pileux ; luttent contre la surproduction de sébum ; assainissent la peau et préviennent son vieillissement.	Bêtacarotènes : carotte, citrouille, patate douce, abricot, pêche Lycopène : (pâte de) tomate, melon d'eau, jus de goyave Rétinol : foie, anguille, thon rouge, huile de foie de morue, beurre, œuf, poissons gras, fromage Provitamine A : ail, piment de Cayenne

Nutriments	Fonctions	Sources naturelles
Riboflavine Vitamine B2	Rôle important dans la nutrition des épithéliums et dans la santé des cheveux, des ongles et des yeux. Atténue les taches provoquées par la rosacée. Possède des vertus cicatrisantes et rajeunissantes.	Foie, persil, paprika, seiche, ciboulette, menthe verte, estragon, shiitaké, persil, algues (nori, mousse d'Irlande, agar-agar, varech), pissenlit, safran, papaye
Vitamine E	Hydrate et répare la peau, facilite la cicatrisation.	Huile de germe de blé, de tournesol, d'avocat, de colza, de noisette, de foie de morue, de carthame, graines de tournesol, anguille cuite, amande non blanchie, noisette
Biotine B8	Favorise la santé des ongles, des cheveux et de la peau.	Pollen et gelée royale, levure alimentaire (torula), noix, jaune d'œuf, sardine, chou-fleur, foie, banane et champignons
Zinc	Oligoélément essentiel à la production du collagène, cicatrise les blessures, prévient les vergetures et les problèmes cutanés.	Huître, pavot, shiitaké, céleri, graines de citrouille, viandes, sardine, ail
Cystine	Acide aminé constituant primordial de la peau et des phanères, aide à éliminer les métaux lourds et améliore le métabolisme du tissu cutané.	Graines de moutarde jaune, morue, abats, œufs de poisson, graines de tournesol, caviar, seiche, volaille, pistache

Manger pour prendre soin de son système digestif

Nutriments	Fonctions	Sources naturelles
Provitamine A	Favorise la cicatrisation du tractus digestif.	Bêtacarotènes : carotte, citrouille, patate douce, abricot, pêche Lycopène : (pâte de) tomate, melon d'eau, jus de goyave Rétinol : foie, anguille, thon rouge, huile de foie de morue, beurre, œuf, poissons gras, fromage Provitamine A : ail, piment de Cayenne
Les vitamines du groupe B Principalement : vitamine B1 (thiamine)	Stimulent l'appétit, régularisent le système digestif, compensent les pertes dues aux excitants. La vitamine B1 est la reine de l'assimilation et de la digestion des glucides.	Riz complet, graines de lin, graines de tournesol, noix de macadamia, persil, pistache, moutarde, porc, haricots, paprika
Prébiotiques	Fibres végétales nécessaires aux probiotiques, elles stimulent ainsi l'immunité.	Ail, artichaut, asperge, betterave, oignon, poireau, panais, chicorée, tomate
Probiotiques	Bactéries de la flore intestinale indispensables à la vie, jouant un rôle important dans la bonne santé du système immunitaire.	Lactofermentations, kéfir de lait, kombucha, levure de bière vivante

Nutriments	Fonctions	Sources naturelles
Vitamine D	Permet de conserver le système digestif en parfait état de fonctionnement et peut aussi diminuer le risque de cancer du côlon en aidant le corps à absorber le calcium.	Flétan, carpe, espadon, huile de foie de flétan et de morue, maquereau, sardine, truite, saumon, œuf, lait, fromages
Calcium	Minéral alcalin absorbé dans l'intestin, neutralisant l'acidité de l'estomac.	Sarriette, basilic, marjolaine, thym, aneth, graines de céleri, sauge, origan, graines d'aneth, graines de sésame, fromage de chèvre, poissons, surtout en conserve (avec leurs arêtes), légumineuses, noix, de nombreux fruits (cassis, orange, groseille, mûre, rhubarbe, par exemple)
Magnésium (Mg) Chlorure de magnésium	Minéral alcalin laxatif et régulateur des processus allergiques et immunitaires. Il transforme les aliments en énergie, participe à l'équilibre acide/base et à la formation de l'insuline avec le calcium et le potassium.	Ciboulette, menthe verte, graines de courge, poudre de cacao, aneth, céleri, sauge, basilic, fenouil, sarriette, noix du Brésil, persil, moutarde jaune, graines de tournesol
Soufre	Permet au foie de remplir son rôle antitoxique. Entre dans la constitution des acides aminés soufrés : cystéine et méthionine.	Rognon, foie, porc, poulet, agneau, saumon, crevette, coquillages, huître, jaune d'œuf cuit, ail, oignon, échalote, choux, lentilles, pois chiches, noix de cajou, graines de sésame, pistache, noix de pécan

Nutriments	Fonctions	Sources naturelles
L-glutamine	Transformée par l'organisme en NAG (N-acétylglucosamine) servant à réparer et à renouveler les muqueuses, et accélérant la guérison de l'intestin et de l'estomac.	Viandes, poissons, produits laitiers, céréales et légumineuses, épinard, persil cru, miso

Manger pour prendre soin de son système immunitaire

Nutriments	Fonctions	Sources naturelles
Prébiotiques	Fibres végétales nécessaires aux probiotiques, elles stimulent ainsi l'immunité.	Ail, artichaut, asperge, betterave, oignon, poireau, panais, chicorée, tomate
Probiotiques	Bactéries de la flore intestinale indispensables à la vie, jouant un rôle important dans la bonne santé du système immunitaire.	Lactofermentations, kéfir de lait, kombucha, levure de bière vivante
Vitamine A et caroténoïdes (provitamines A)	Stimulent les défenses immunitaires, renforcent la résistance aux infections, favorisent la croissance du thymus.	Bêtacarotènes : carotte, citrouille, patate douce, abricot, pêche Lycopène : (pâte de) tomate, melon d'eau, jus de goyave Rétinol : foie, anguille, thon rouge, huile de foie de morue, beurre, œuf, poissons gras, fromage Provitamine A : ail, piment de Cayenne

Nutriments	Fonctions	Sources naturelles
Vitamine B2 Riboflavine	Stimule la production d'anticorps et de globules rouges, pourrait contribuer à prévenir certains cancers.	Foie, persil, paprika, seiche, ciboulette, menthe verte, estragon, shiitaké, persil, algues (nori, mousse d'Irlande, agar-agar, varech), pissenlit, safran, papaye
Vitamine B5 Acide pantothénique	Stimule l'immunité et énergise, soutient les surrénales, désintoxique l'organisme des polluants.	Shiitaké, jaune d'œuf, levure de bière, graines de tournesol, graines de sésame, abricot sec, varech
Vitamine B6 Pyridoxine	Antihistaminique (comme la vitamine B3), indispensable à la synthèse protéinique, maintient les taux hormonaux; sa carence déprime l'immunité.	Levure de bière, choux, dinde, paprika, chili, sauge, menthe verte, piment de Cayenne, estragon, basilic, ciboulette, morue, banane, papaye, varech, spiruline, banane
Vitamine C Acide ascorbique	Immunorégulatrice et immunostimulante, antitoxique, anti-inflammatoire, anti-œdémateuse, antihistaminique.	Ciboulette, goyave, poivron jaune, litchi, cassis, thym, persil, kiwi, mangue, papaye, goyave, agrumes, fraise, brocoli, acérola
Vitamine E Alpha-tocophérol	Neutralise les radicaux libres, protège contre le vieillissement du système immunitaire et contre certains cancers (poumons et col de l'utérus).	Huile de germe de blé, de tournesol, d'avocat, de colza, de noisette, de foie de morue, de carthame. Graines de tournesol, anguille cuite, amande non blanchie, noisette

Nutriments	Fonctions	Sources naturelles
Vitamine D Calciférol	Agit comme une hormone, anti-infectieuse et immunorégulatrice, contribue à diminuer le rejet des greffes, l'incidence des leucémies, des cancers du sein et de la prostate.	Flétan, carpe, espadon, huile de foie, de flétan et de morue, maquereau, sardine, truite, saumon, œuf, lait, fromages
Zinc	Immunorégulateur, antiallergique, antihistaminique	Huître, pavot, shiitaké, céleri, graines de citrouille, viandes, sardine, ail
Cuivre	Immunostimulant, anti-inflammatoire, antiviral et anti-infectieux	Huître, fruits de mer, noix, levure de bière, légumineuses, shiitaké, cacao

Manger pour prendre soin de son système nerveux

Nutriments	Fonctions	Sources naturelles
Vitamine C Acide ascorbique	Antioxydant, anxiolytique et sédatif, antistress, producteur de substances nécessaires au fonctionnement du cerveau et du système nerveux.	Ciboulette, goyave, poivron jaune, litchi, cassis, thym, persil, kiwi, mangue, papaye, goyave, agrumes, fraise, brocoli
B1/thiamine (vitamine hydrosoluble)	Entretient la santé neurologique en catalysant la neurotransmission, favorise la relaxation.	Riz complet, graines de lin, graines de tournesol, noix de macadamia, persil, pistache, moutarde, porc, haricots, paprika
B12 (Cobalamine)	Préserve la myéline, gaine protectrice des nerfs, et prévient les troubles neurologiques.	Palourde, foie, poulpe, huître cuite, maquereau, farine de pois chiches, œuf, levure nutritionnelle

Nutriments	Fonctions	Sources naturelles
B3/niacine Inositol hexanicotinate Niacinamide	Nécessaire à la santé du système nerveux, sédative.	Haricot vert, café, anchois, foie, morue, dinde, paprika, thon albacore, poulet, shiitaké
B9 (acide folique)	Antistress, favorise l'équilibre mental, combat la perte de mémoire et les états dépressifs liés à la ménopause.	Abats de volaille, foie, légumineuses, épinard, asperge, brocoli, graines de tournesol, laitue romaine, beurre de graines de tournesol, betterave
Magnésium minéral	Tranquillise, combat le stress, régularise l'excitabilité neuromusculaire, produit un effet psychosédatif. Il est plus efficace avec la vitamine B6 et le zinc.	Ciboulette, menthe verte, graines de courge, poudre de cacao, aneth, céleri, sauge, basilic, fenouil, sarriette, noix du Brésil, persil, moutarde jaune, graines de tournesol
Oméga-3 Acide alpha-linoléique Acide eicosapen-taénoïque Acide doco-sahexaénoïque	Les acides gras constituant les deux tiers du cerveau, leur importance est vitale dans la régénération des neurones et la régularisation de l'humeur.	Huile de lin, huile de noix, huile de colza, noix, huile de germe de blé, huile de soja, hareng, anchois, saumon, sardine, loup, thon rouge, sole, bar
Oméga-6 Acide gammalino-lénique (AGL)	L'AGL favorise la production des prostaglandines PGE 1, dont la carence engendre des perturbations dans le développement du cerveau.	Huile de bourrache, d'onagre, cassis et spiruline

Manger pour prendre soin de son système respiratoire

Nutriments	Fonctions	Sources naturelles
Vitamine A et caroténoïdes (provitamines A)	Renforcent la résistance à l'infection, cicatrisent les lésions des muqueuses respiratoires.	Bêtacarotènes : carotte, citrouille, patate douce, abricot, pêche Lycopène : (pâte de) tomate, melon d'eau, jus de goyave Rétinol : foie, anguille, thon rouge, huile de foie de morue, beurre, œuf, poissons gras, fromages Provitamine A : ail, piment de Cayenne
Vitamine B5 Acide pantothénique	Antiallergique et antistress, soutient l'immunité contre les infections.	Shiitaké, jaune d'œuf, levure de bière, graines de tournesol, graines de sésame, abricot sec, varech, levure de bière
Vitamine B6 Pyridoxine	Antihistaminique (avec la B3), limite la fréquence et l'intensité des crises d'asthme.	Levure de bière, choux, dinde, paprika, chili, sauge, menthe verte, piment de Cayenne, estragon, basilic, ciboulette, morue, banane, papaye, varech, spiruline
Vitamine C Ascorbate de calcium	Antihistaminique, anti-infectieux, contribue à prévenir la bronchite et protège contre l'asthme d'effort, renforce l'étanchéité des muqueuses des voies respiratoires.	Ciboulette, goyave, poivron jaune, litchi, cassis, thym, persil, kiwi, mangue, papaye, goyave, agrumes, fraise, brocoli, acérola

Manger pour prendre soin de son système urinaire

Nutriments	Fonctions	Sources naturelles
Vitamine A et caroténoïdes	Préviennent la cristallisation du calcium dans les reins et l'organisme, favorisent l'équilibre hormonal, renforcent la résistance aux infections. Le lycopène protège du cancer de la prostate.	Bêtacarotènes : carotte, citrouille, patate douce, abricot, pêche Lycopène : (pâte de) tomate, melon d'eau, jus de goyave Rétinol : foie, anguille, thon rouge, huile de foie de morue, beurre, œuf, poissons gras, fromage Provitamine A : ail, piment de Cayenne
Vitamine B6 Pyridoxine	Diurétique, antilithiasique et anti-inflammatoire, élimine les oxalates et prévient les calcifications.	Paprika, chili, sauge, menthe verte, piment de Cayenne, estragon, basilic, ciboulette lyophilisée, sarriette, curcuma, graines de tournesol, thon albacore, foie de bœuf
Choline	Sa carence est liée aux dysfonctionnements du foie et des reins.	Le jaune d'œuf est de loin l'aliment le plus riche en choline : un œuf (50 g) en contient 125 mg. Viennent ensuite le foie, la viande, le poisson puis les légumineuses et les noix.
Vitamine C Ascorbate de calcium	Acidifie légèrement l'urine, contribuant à ralentir la prolifération des bactéries dans la vessie. N.B. : à éviter en cas de calculs rénaux et de crise de goutte.	Ciboulette, goyave, poivron jaune, litchi, cassis, thym, persil, kiwi, mangue, papaye, goyave, agrumes, fraise, brocoli, acérola

Manger pour prendre soin de ses os et ses muscles

Nutriments	Fonctions	Sources naturelles
Vitamine A et caroténoïdes	Influence la formation des dents et la régénération de la structure osseuse, action antalgique sur les douleurs et raideurs des muscles du dos.	Bêtacarotènes : Carotte, citrouille, patate douce, abricot, pêche Lycopène : (pâte de) tomate, melon d'eau, jus de goyave Rétinol : foie, anguille, thon rouge, huile de foie de morue, beurre, œuf, poissons gras, fromages Provitamine A : ail, piment de Cayenne
Calcium	Prévient la déminéralisation des os, l'ostéoporose et les affections rhumatismales, diminue les crampes et spasmes musculaires, peut améliorer la densité osseuse et aider à consolider les os lors des poussées de croissance.	Sarriette, basilic, marjolaine, thym, aneth, graines de céleri, sauge, origan, graines d'aneth, graines de sésame, fromage de chèvre, poissons, surtout en conserve (avec leurs arêtes), légumineuses, noix, de nombreux fruits (cassis, orange, groseille, mûre, rhubarbe, par exemple)
La vitamine K	Sert à produire des protéines aidant à préserver la solidité des os et des dents. En combinaison avec la vitamine D, augmente la densité osseuse et réduit le nombre des fractures.	Sauge, thym, basilic, persil, chou cavalier ou frisé, épinard bouilli, feuilles de navet, de pissenlit et de betterave, bette cuite, brocoli cuit, laitue, mesclun, scarole, chou de Bruxelles

Nutriments	Fonctions	Sources naturelles
Magnésium	Nécessaire à la bonne absorption du calcium, prévient la perte osseuse.	Ciboulette, menthe verte, graines de courge, poudre de cacao, aneth, céleri, sauge, basilic, fenouil, sarriette, noix du Brésil, persil, moutarde jaune, graines de tournesol
Silicium	Fixe le calcium dans les os, joue un rôle dans la fabrication de collagène	Orge, avoine, épeautre, haricot blanc, lentilles, haricot vert, laitue, champignons, amande, noix, datte, pomme, banane, persil, ail, oignon
Manganèse gam-malinolénique (AGL)	Traite les affections articulaires et aide en cas de douleurs de croissance.	Clou de girofle, safran, cardamome, gingembre, cannelle, noix de pécan, chocolat, sarrasin, haricot de Lima, pois chiches, ananas

Manger pour prendre soin de son système reproducteur

Nutriments	Fonctions	Sources naturelles
Vitamine E	Aide à régulariser le cycle menstruel, soulage les chaleurs, les sueurs nocturnes, les sautes d'humeur et même la sécheresse vaginale. Atténue les symptômes du syndrome prémenstruel, les troubles menstruels et participe à la prévention de la stérilité et des fausses couches.	Huile de germe de blé, de tournesol, d'avocat, de colza, de noisette, de foie de morue, de carthame Graines de tournesol, anguille cuite, amande non blanchie, noisette

Nutriments	Fonctions	Sources naturelles
Oméga-3	Contribue à la bonne santé des spermatozoïdes et des tissus des organes génitaux.	Huile de lin, de noix, de colza, noix, de germe de blé, de soja, Hareng, anchois, saumon, sardine, loup, thon rouge, sole, bar
Acide folique	Associé au zinc, il pourrait améliorer la qualité du sperme. Nécessaire à la production de nouvelles cellules, primordial pour le développement du fœtus.	Abats, foie, légumineuses, épinard, asperge, brocoli, graines de tournesol, laitue romaine, beurre de graines de tournesol, betterave, noix, noisette, aveline, graines de lin
Zinc	Favorise l'équilibre sexuel et le bon fonctionnement de la prostate, participe à la formation des spermatozoïdes actifs, prévient la prostatite, l'hypertrophie et le cancer de la prostate (en particulier avec la vitamine E).	Huître, pavot, shiitaké, céleri, graines de citrouille, viandes, sardine, ai
Calcium	Bénéfique pendant la grossesse et l'allaitement, atténue les symptômes prémenstruels et les crampes menstruelles.	Sarriette, basilic, marjolaine, thym, aneth, graines de céleri, sauge, origan, graines d'aneth, graines de sésame, fromage de chèvre, poissons, surtout en conserve (avec leurs arêtes), légumineuses, noix, de nombreux fruits (cassis, orange, groseille, mûre, rhubarbe, par exemple)

Nutriments	Fonctions	Sources naturelles
Magnésium Chlorure de magnésium	Bénéfique pendant la grossesse, l'allaitement, atténue les symptômes prémenstruels et les crampes menstruelles.	Ciboulette, menthe verte, graines de courge, poudre de cacao, aneth, céleri, sauge, basilic, fenouil, sarriette, noix du Brésil, persil, moutarde jaune, graines de tournesol

Manger pour prendre soin de son système cardio-vasculaire

Nutriments	Fonctions	Sources naturelles
Vitamine B3 Inositol hexanicotinate	Régularise le taux de cholestérol et de sucre sanguin, améliore la circulation sanguine, réduit la plaque d'athérome.	Riz complet, graines de lin, graines de tournesol, noix de macadamia, persil, pistache, moutarde, porc, haricots, paprika
Vitamine C	Fortifie les vaisseaux capillaires et les parois des cellules, favorise la production d'hémoglobine et facilite l'assimilation du fer.	Ciboulette, goyave, poivron jaune, litchi, cassis, thym, persil, kiwi, mangue, papaye, goyave, agrumes, fraise, brocoli, acérola
Flavonoïdes	Améliore la circulation des extrémités en synergie avec la vitamine C. Maintient l'intégrité des vaisseaux sanguins et les renforce, protège des hémorragies sous-cutanées, des ecchymoses, des AVC et des cardiopathies.	Agrumes, poivron, canneberge, fruits rouge foncé (myrtille, cassis, raisins, vin rouge), soja, thé vert, oignon, oignon rouge, pomme, cacao, grenade, cassis, brocoli, céleri, persil, laitue

Hygiène de vie

Manger en pleine conscience

Dans notre monde occidental, tout va vite. Pour beaucoup, le simple fait de manger est devenu un véritable défi. Dès l'entrée de la cuisine, une question s'impose : que faire à manger ? Comment ? À quelle sauce ?

Beaucoup d'entre nous ont oublié l'agréable sensation de sentir la faim arriver, l'eau monter à la bouche et les papilles frémir. Nous ne prenons plus le temps de nous délecter des différentes saveurs, de jouir d'être rassasiés après quelques bouchées. Cette connexion profonde aux sensations, à l'intuition, à l'instant présent, c'est de la pleine conscience. Manger en pleine conscience, c'est apprendre à développer une attention particulière à ce que l'on mange afin de retrouver une relation saine et décomplexée avec la nourriture.

Ainsi, **avant même de manger,** il est important de vous poser quelques questions pour vous connecter à votre ressenti :

- Ai-je (vraiment) faim ?
- Ai-je vraiment besoin de ce mets ?
- Quand je mange ce plat, est-ce que cela me procure du plaisir ?
- Cet aliment m'apporte-t-il de l'énergie ou au contraire m'en enlève-t-il ?
- Comment est-ce que je me sens ?
- Suis-je dans un endroit calme ?

Une fois votre assiette sur la table, prenez un moment pour :

- **Percevoir et sentir** : faites une pause, prenez du temps pour observer la couleur, la texture et l'apparence des aliments. Respirez les arômes qui se dégagent de votre plat. Ensuite, savourez-le en ressentant le goût de chaque ingrédient dans votre bouche. Découvrez la richesse de ce mélange de saveurs.

Puis :

- **Mastiquez longuement** : c'est après 20 minutes que votre cerveau reçoit le message l'informant que votre organisme a été suffisamment nourri. Si vous prenez le temps de manger, vous allez ressentir le sentiment de satiété bien plus tôt au cours du repas.
- **Faites une pause entre chaque bouchée** : reposez votre fourchette entre deux bouchées afin de vous concentrer sur ce que vous êtes en train de manger, de reprendre conscience du moment présent.

Bien dormir

Saviez-vous que nous passons près d'un tiers de notre vie assoupis ? Selon la définition de l'Institut national de la santé et de la recherche médicale : « Le sommeil correspond à une baisse de l'état de conscience qui sépare deux périodes d'éveil. Il est caractérisé par une perte de la vigilance, une diminution du tonus musculaire et une conservation partielle de la perception sensitive[4]. »
Nous savons aujourd'hui avec certitude que le sommeil est déterminant pour de nombreuses fonctions biologiques. C'est pour cela qu'il est important de bien dormir et de se reposer régulièrement.

Les rôles du sommeil ?
Le sommeil est le repos ultime. Il permettrait à notre organisme de se reposer, de se ressourcer et de se régénérer sur le plan physique et mental.

C'est au XIXe siècle qu'ont eu lieu les premières expériences sur le sommeil : il a été démontré à cette époque qu'être privé de sommeil pendant un mois provoque une altération des capacités mnésiques mais aussi du temps de réaction motrice, des hallucinations ainsi qu'une baisse de la température du corps.
Ce n'est qu'à partir des années 1980 qu'il a été possible de mettre en évidence le lien entre une mauvaise qualité/quantité de sommeil et une aggravation de certains risques : irritabilité, symptômes dépressifs, prise de poids, hypertension ou encore augmentation des infections. En effet, sur le plan métabolique, la privation de sommeil augmente l'appétit en modulant les hormones qui le régulent (augmentation du taux de ghréline, l'hormone qui stimule l'appétit, et diminution du taux de leptine, l'hormone qui favorise la satiété). De ce fait, il y a une hausse des apports alimentaires qui, en plus, seront associés à de la fatigue et de la somnolence.

Par conséquent, cet état va provoquer une baisse des dépenses énergétiques du corps pendant les phases d'éveil, d'où un risque accru de prise de poids. De plus, le manque de sommeil perturbe le rythme circadien (rythme défini par l'alternance entre la veille, c'est-à-dire la période de la journée pendant laquelle on est éveillé, et le sommeil) qui régule la synthèse de certaines hormones comme le cortisol ou l'hormone de croissance. Comme ces deux hormones sont impliquées dans le métabolisme du glucose, la perturbation du rythme circadien favoriserait l'apparition d'une intolérance au glucose et son évolution progressive vers le diabète de type 2.

Concernant l'impact du sommeil sur l'immunité, même si les connaissances sont encore incomplètes, des données expérimentales permettent d'établir certaines relations : la production de certains médiateurs de l'immunité aurait ainsi un lien avec le rythme circadien. Ainsi, un manque ou une mauvaise qualité de sommeil pourrait augmenter la vulnérabilité aux infections, particulièrement celles qui sont causées par des parasites et des champignons.

Pour finir, **le sommeil est aussi très important pour la mémoire, la maturation du cerveau et l'intégration des apprentissages.** Cela peut expliquer pourquoi un nouveau-né a besoin de dormir deux fois plus qu'un adulte.

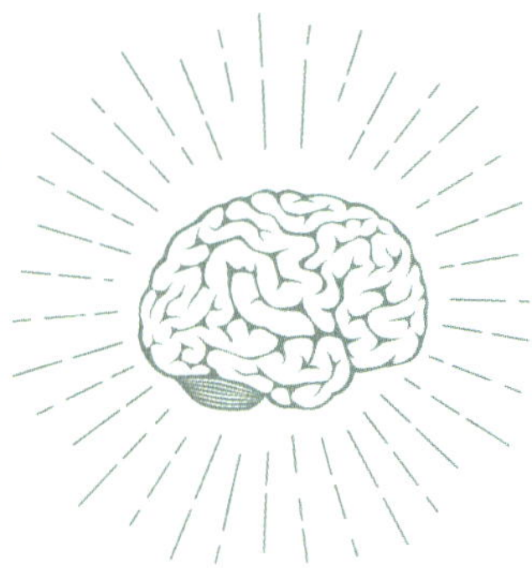

Ainsi, vous l'aurez compris, dormir est important en naturopathie.

Quelques astuces pour bien dormir

• *Éteignez tous vos écrans une heure avant d'aller vous coucher*

Apprenez à réserver toutes les activités stimulantes à un autre moment de la journée ! Les écrans stimulent dans le cerveau les « zones de l'éveil » qui ralentissent la production des hormones du sommeil, surtout si l'activité cérébrale est intense (comme lorsque l'on travaille sur ordinateur).

• ***Mangez, mais pas trop!***
Nous savons qu'un repas trop riche a un impact négatif sur le sommeil, mais c'est la même chose pour un repas trop frugal! Ce serait dommage d'être réveillé en plein milieu de la nuit par un estomac qui crie famine. Ainsi, même si vous n'avez pas trop faim, évitez de manger seulement une soupe et ajoutez quelques glucides à faible indice glycémique qui vous aideront à vous endormir. Sans oublier de consommer des protéines, car le tryptophane qu'elles contiennent est un acide aminé précurseur de la mélatonine, et, de ce fait, il favorise le sommeil!

• ***Ritualisez!***
N'allez pas vous coucher brutalement, faites cela en douceur: mettez-vous en condition! Par exemple, mangez toujours à la même heure, offrez-vous une heure de télévision avec une infusion relaxante (camomille, valériane ou passiflore), allez prendre une douche, habillez-vous pour dormir, offrez-vous une lecture au calme au lit puis posez votre intention de dormir profondément jusqu'au matin et laissez-vous tomber dans les bras de Morphée.

• ***Utilisez des huiles essentielles***
Quoi de mieux que quelques gouttes d'huile essentielle de lavande (*Lavandula angustifolia*) sur l'oreiller pour vous relaxer avant de dormir?
Si vous aimez prendre un bain, ajoutez à celui-ci 2 gouttes de petit-grain bigarade (*Citrus aurantium L.*) et 2 gouttes de basilic (*Ocimum basilicum*) avec un peu de sel d'Epsom qui vous aideront à apaiser le corps et l'esprit et créeront une ambiance propice à la relaxation. Si vous n'avez pas de sel d'Epsom, mélangez les huiles essentielles dans un jaune d'œuf. Pensez à bien vérifier que vous pouvez utiliser les huiles essentielles proposées.

• ***Vérifiez votre literie***
Une vieille literie, en mauvais état ou non adaptée à votre morphologie peut vous causer des troubles du sommeil ou des troubles musculaires... Je vous recommande d'opter pour un futon, sommeil réparateur garanti!

Enfin, **en cas d'insomnie**: levez-vous, allez ouvrir les fenêtres et respirez l'air frais, allez boire un verre d'eau ou lisez, mais ne restez pas au lit à ruminer!

Se bouger !

La pratique d'une activité physique régulière et sans excès garantit une bonne santé. En effet, elle stimule le système immunitaire, libère des hormones qui agissent directement sur l'anxiété, le stress et l'humeur, réduit le risque de maladies cardiaques, de diabète, d'hypercholestérolémie et confère à l'organisme une protection contre certains cancers. De nombreuses études scientifiques indiquent que les personnes qui pratiquent une activité physique régulière ont moins de risques de développer et de mourir d'un cancer (tous types de cancers confondus). De plus, un sport tel que la course à pied permet aussi de réduire les risques d'ostéoporose.
Je recommande d'effectuer de **30 minutes à 1 heure d'activité physique quotidienne** avec une intensité allant de 40 à 70 % de vos possibilités physiques et physiologiques.

Apprendre à respirer

Respirer, simplement, lentement... et en prendre conscience : voilà une chose importante, porteuse de nombreux bienfaits. Pourtant, bien respirer n'est pas une évidence. En effet, même si nous possédons tous des poumons et que nous sommes biologiquement conçus pour avoir une respiration parfaite, nous sommes aussi faits de pensées et d'émois. Notre respiration est directement liée à nos émotions et se modifie dès que nous sommes perturbés.
Une bonne respiration a une action positive, mais pas seulement sur la régulation de nos émotions ; elle agit directement sur notre santé – sur le stress, l'anxiété, le système immunitaire, les troubles respiratoires (dont l'asthme) ou encore les problèmes de peau et la digestion. Une étude publiée en 2014[5] a d'ailleurs montré que des techniques de méditation autour de la respiration faisaient chuter le risque de dépression liée au stress post-traumatique chez des vétérans américains. Vous l'avez compris, il est important de bien respirer pour rester en bonne santé.

Mais comment savoir comment l'on respire ? Pour bien prendre conscience de votre respiration, voici un exercice simple : allongez-vous sur le dos et essayez, en pleine conscience, de sentir le mouvement de vague de votre diaphragme. Vous observerez que pendant l'inspiration, le ventre se gonfle, les côtes s'écartent, le bas des poumons se remplit d'air et que le niveau de l'air remonte ensuite dans tous les poumons, ce qui entraîne l'élévation de la cage thoracique jusqu'au niveau claviculaire.

À l'expiration, le diaphragme va remonter. Le ventre va donc s'aplatir et les poum en se vidant de leur air, vont faire s'abaisser la cage thoracique. Prenez-en conscience sans essayer de le contrôler, de le modifier ; regardez votre respiration telle qu'elle est. Après quelques minutes, vous pourrez mettre en pratique une technique de respiration.

Cohérence cardiaque

La cohérence cardiaque correspond à un état d'harmonie des fonctions vitales.

Cette harmonie est provoquée par un rythme respiratoire particulier. Ce rythme est de 6 inspirations/expirations par minute pendant 5 minutes. L'exercice est à répéter 3 fois par jour.

Le système nerveux parasympathique peut être influencé par la respiration. En effet, lors de l'inspiration, le cœur s'accélère à cause d'une inhibition du système parasympathique. L'expiration, quant à elle, comprime l'abdomen. Cela va stimuler le système parasympathique et donc ralentir le cœur (c'est pour cela qu'on demande souvent de souffler pour se détendre). Cela va agir sur de nombreux paramètres[6] comme la température du corps, la glycémie (le taux de sucre dans le sang), la digestion, les sensations de faim et de satiété mais aussi l'anxiété[7].

La cohérence cardiaque peut être pratiquée n'importe où (dans le bus, le métro, au bureau, dans les files d'attente, etc.) et n'importe quand, dès qu'un stress survient, ou tout simplement au quotidien pour conserver un équilibre physique et mental. Je vous recommande d'y ajouter des exercices de visualisation pour en augmenter les effets.

En pratique

1. **Inspirez profondément par le nez** pendant 5 secondes en adoptant une respiration abdominale.
2. **Soufflez profondément par la bouche** pendant 5 secondes, toujours avec le ventre.
3. **Recommencez cette alternance inspiration/expiration** : 6 respirations par minute pendant 5 minutes.

Respiration pranayama

Le pranayama est plus connu sous la dénomination de « respiration profonde » ou « respiration abdominale », qui correspond à la respiration innée des bébés et des enfants en bas âge. Pranayama est un mot de la langue sanskrit qui se découpe en deux mots : *prana* qui signifie le souffle et *a-yama,* la maîtrise. Si l'on se réfère aux écrits fondateurs de la pratique du yoga, le pranayama désigne la maîtrise du souffle, la respiration propre au yoga.

Il se compose d'exercices de respiration qui permettent de prendre conscience des mouvements respiratoires. De plus, les narines étant en lien direct avec les hémisphères gauche et droit du cerveau, contrôler sa respiration nasale (en accentuant le passage de l'air dans l'une ou l'autre des narines) est primordial.

Ce type de respiration se décompose souvent en 4 temps, afin de bien maîtriser son souffle et de l'allonger :

- ***Temps d'inspiration*** : gonflement lent des poumons, du ventre jusqu'aux épaules.
- ***Temps de pause*** : retenue de la respiration quelques secondes.
- ***Temps d'expiration*** : vidange des poumons, des épaules au ventre.
- ***Temps de pause*** : retenue de la respiration quelques secondes.

Pratiquer ce type de respiration lente, profonde et complète permet entre autres d'oxygéner profondément l'organisme, de stimuler le système lymphatique, de calmer le système nerveux, d'optimiser le retour veineux et la santé du système cardio-vasculaire, d'améliorer la digestion et le sommeil.

Je vous propose de retenir la respiration nadi shodhana, ou respiration alternée, qui aide à purifier le système sanguin et le système respiratoire, et à lutter contre la nervosité et les migraines. Ce pranayama renforce les poumons et rééquilibre le système nerveux.

En pratique

- En position assise, calmement, concentrez-vous sur votre respiration pour en prendre conscience, simplement, sans jugement ni modification, pendant quelques minutes.

• Levez la main droite, placez l'index et le majeur entre vos deux sourcils, et fermez la narine droite avec le pouce. Réalisez 20 respirations complètes avec la narine gauche.
• Ensuite, ouvrez la narine droite, fermez la narine gauche avec l'annulaire et réalisez 20 respirations complètes avec la narine droite.

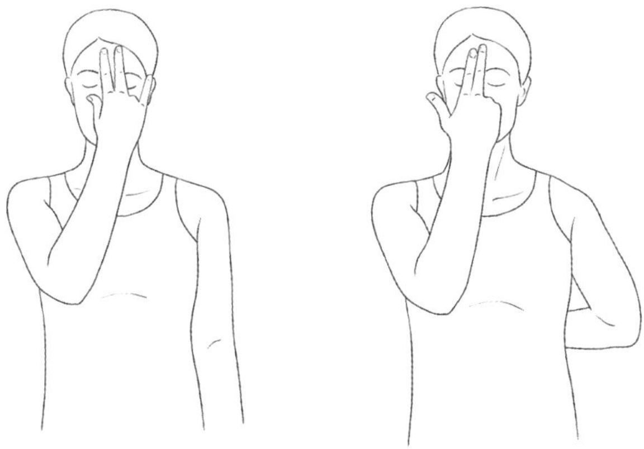

Pour terminer, ramenez lentement la main sur le genou et observez de nouveau le flux de votre respiration : que remarquez-vous ?

Conscientiser, vivre et transformer ses émotions

Terminons cet état des lieux sur les bases de la santé par un point important : les émotions. Dans le Larousse, l'émotion est définie comme étant une « réaction affective transitoire d'assez grande intensité, habituellement provoquée par une stimulation venue de l'environnement ». Si on utilise le langage des oiseaux (une langue utilisée par les alchimistes et qui consistait à donner un sens caché aux mots que nous utilisons couramment), en anglais « *emotion* » (e-motion) signifie « en mouvement ». Les émotions sont comme des courants d'air qui passent en nous, s'expriment et devraient partir instantanément, comme elles le font chez les enfants qui passent du rire aux larmes en quelques secondes. Pourtant, on se laisse envahir, on s'en méfie, on les recherche, on les fuit, on croit les connaître et on les laisse très souvent nous berner ou nous influencer.
Nous vivons dans une société ou le self-control règne en maître : il est indécent de se donner en spectacle et donc de laisser les émotions vivre et circuler. Nous avons également tendance à vouloir nous accrocher aux émotions « positives » et à ruminer les

émotions « négatives » au lieu de les laisser partir. Les émotions sont des messages, des indicateurs dont il est important de prendre conscience, car une émotion non conscientisée, non exprimée et transformée peut potentiellement se loger dans le corps et provoquer des maladies.

Les émotions sont une forme d'intelligence à ne pas négliger. Le neurologue Antonio Damasio[8] a démontré que connaître ses émotions sans les vivre et les ressentir ne sert à rien, car un humain souffrant de « frigidité émotionnelle » est incapable de tirer les leçons de ses apprentissages. Il ne sera pas en mesure de transformer son expérience et d'évoluer. C'est aussi ce que précise le psychologue Daniel Goleman à qui l'on doit le concept d'intelligence émotionnelle[9]. Pour lui, la réussite d'un individu dépend davantage de son quotient émotionnel que de son quotient intellectuel.

Pour finir sur un point purement anatomique, **le cœur est l'un de nos trois cerveaux** (avec celui qui se trouve dans le crâne et celui que nous avons dans les intestins). Les chercheurs y ont observé jusqu'à 40 000 neurones, un va-et-vient permanent de neurotransmetteurs et un magnétisme 5 000 fois plus puissant que celui du cerveau. Nous savons aussi que de nombreuses connexions neuronales, biochimiques et énergétiques partent du cœur. Ce n'est pas pour rien que les médecins traditionnels chinois voient le cœur comme étant le centre de l'esprit, du psychisme, des émotions et de la conscience. Ce qui explique que « le cœur a ses raisons que la raison ignore », alors autant en prendre conscience et les vivre !

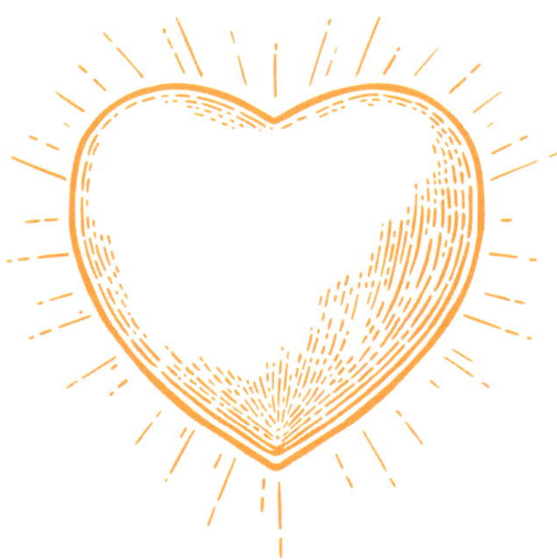

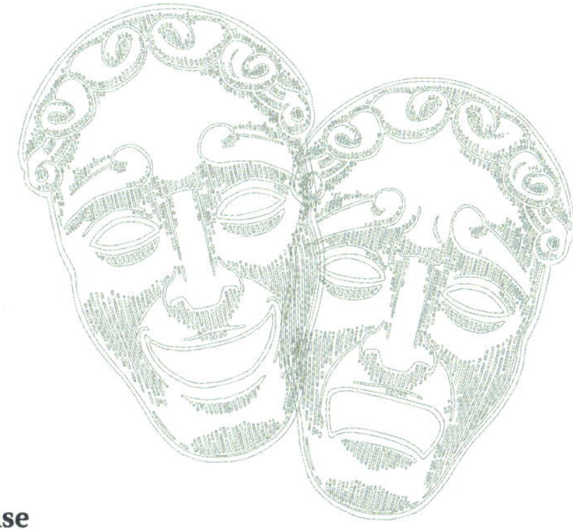

Les émotions de base

Pour apprendre à se connaître, s'affirmer et avoir plus confiance en soi, il est important de savoir lire ses émotions. Mais il n'est pas toujours simple de les identifier et de les exprimer ! Pourtant il existe peu d'émotions fondamentales : certains en comptent quatre – joie, colère, tristesse, peur –, d'autres y ajoutent le dégoût et la surprise. Ces émotions sont communes à tous les êtres humains. De plus, chacune possède un nuancier, comme les couleurs, et est porteuse d'un message.

Joie	Peur	Tristesse	Colère	Surprise	Dégoût
Amoureux	Angoissé	Abattu	Agacé	Ébahi	Aigri
Content	Anxieux	Accablé	Agité	Émerveillé	Amer
Enchanté	Craintif	Affligé	Agressif	Enthousiaste	Aversion
Enjoué	Effrayé	Blessé	Contrarié	Étonné	Blessé
Euphorique	Horrifié	Chagriné	Exaspéré	Impatient	Écœuré
Excité	Inquiet	Déçu	Froissé	Secoué	Intimidé
Passionné	Méfiant	Désespéré	Furieux	Sidéré	Irritable
Réjoui	Préoccupé	Désolé	Hostile	Stupéfait	Mépris
Satisfait	Terrifié	Navré	Irrité	Troublé	Rejet

En effet, les émotions parlent avant tout de nous ! Même lorsqu'elles sont provoquées par une personne ou une situation extérieure, ou dirigées vers elles. Elles nous signalent qu'un besoin n'a pas été suffisamment comblé, qu'une limite a été dépassée. Elles sont souvent associées au besoin d'être reconnu et de s'affirmer. Par exemple, une colère déclenchée par un bus en retard va toucher du doigt notre besoin de tout contrôler et notre manque de lâcher-prise. D'ailleurs, la colère est une émotion secondaire qui trouve souvent naissance dans une tristesse ou une peur.

Voilà pourquoi, pour éviter de mettre son corps sous pression et de provoquer des troubles physiques à la longue, il est nécessaire de savoir reconnaître une émotion quand elle se présente ; de savoir l'exprimer et de comprendre ce qu'elle veut nous dire.

Voici un petit tableau qui pourra vous aider :

Émotion	Origine	Quelques besoins
Joie	**Réalisation de soi Réussite**	**Partager avec les autres Se ressourcer Se sentir appartenir à un groupe**
Tristesse	**Perte Séparation**	**Être réconforté Faire un deuil Être seul**
Peur	**Danger Inconnu**	**Se sentir en sécurité Se sentir protégé Anticiper Se préparer**
Colère	**Injustice Attaque Frustration**	**Obtenir un changement Défendre son intégrité S'affirmer Pouvoir s'exprimer Se sentir entendu**

Comment conscientiser et évacuer une émotion ?

Il y a de nombreuses méthodes.
Un des exercices que j'aime recommander est l'utilisation de l'écriture.

En pratique

L'objectif : rédiger une lettre pour vous aider à vous libérer des émotions difficiles.

- Sortez une feuille blanche et un stylo. Rédigez une lettre dans laquelle vous allez vous exprimer sans aucun tabou et sans aucune censure.
- Écrivez de manière directe et crûment si vous en ressentez le besoin.
- Évacuez tout ce que vous ressentez sur la situation et/ou la personne qui est la cause de vos émotions.
- Une fois votre lettre rédigée, sans la relire, vous pouvez la déchirer ou la brûler et la regarder se consumer.

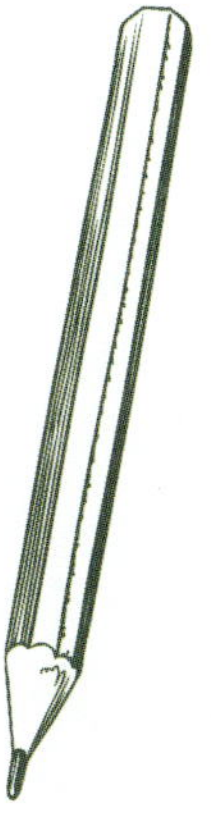

L'hiver

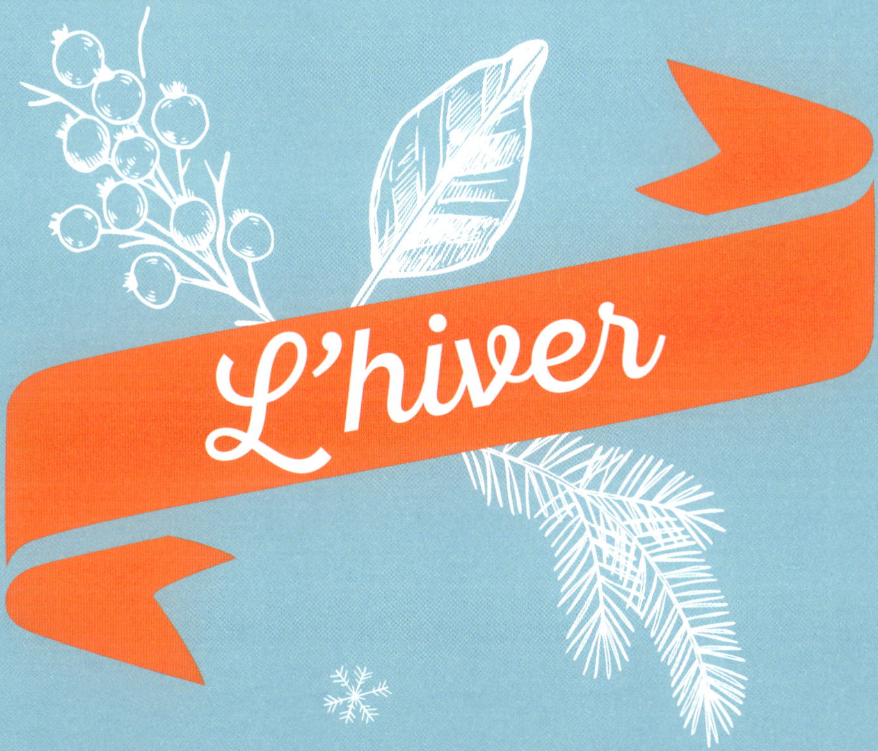

L'hiver et ses défis en naturopathie

L'hiver est une saison aux nombreux défis. Cette saison est redoutée, car nos voies respiratoires sont sollicitées à leur maximum ! En effet, nous restons souvent enfermés et proches les uns des autres, ce qui facilite la contagion par toutes sortes d'agents pathogènes. De plus, la mission du corps est de toujours rester à l'état d'équilibre et le froid l'oblige donc à travailler davantage pour stabiliser sa température intérieure. Tout cela a pour conséquence d'assécher les muqueuses des voies respiratoires, ce qui les rend plus vulnérables aux agressions extérieures. Dès qu'un intrus passe la barrière respiratoire, le système immunitaire contre-attaque et combat l'agent infectieux.

Autre paramètre qui entre en compte en cette saison : la luminosité. Le manque de lumière a une action directe sur le moral et le manque d'exposition peut créer une carence en vitamine D. En effet, au printemps et *a fortiori* en été, la peau est plus souvent en contact avec les UV et synthétise ainsi plus facilement cette vitamine. En hiver, la peau est au contraire couverte de vêtements, ce qui n'aide pas. De plus, l'inclinaison des rayons solaires ne permet plus la synthèse de cette vitamine sous nos latitudes. Résultat : la vitamine emmagasinée par le corps pendant la belle saison finit par s'épuiser à la fin de l'automne. C'est à ce moment que le déficit s'installe.

Un taux de vitamine D de 30 ng/ml de sang est nécessaire pour une santé optimale et pour assurer un système immunitaire de qualité. Afin de maintenir un taux de vitamine D sanguin supérieur à 30 ng/ml pendant l'hiver, l'alimentation seule n'est pas suffisante ; il est donc nécessaire de prendre des suppléments.
En naturopathie, l'hiver est une saison qui se prépare. C'est pour cela que nous travaillons l'automne à renforcer le système immunitaire en profondeur pour qu'il soit prêt à attaquer la saison au maximum de ses capacités.

Une fois entré dans la saison, les défis que la naturopathie va devoir relever sont les suivants :

- Maintenir le système immunitaire à son maximum
- Réchauffer le corps
- Soigner les diverses affections saisonnières
- Préparer l'arrivée du printemps et des allergies saisonnières

Pourquoi et comment optimiser son corps

Nous l'avons vu, le corps a besoin de rester à l'équilibre. C'est pourquoi, afin de rester en bonne santé en hiver, il est important de lui faciliter la tâche (alors que nous avons souvent tendance à lui mettre des bâtons dans les roues !). L'immunité est affectée par un grand nombre de facteurs :

- **Le stress diminue la réponse immunitaire.** Les personnes qui sont en état d'épuisement chronique, qui n'ont pas une minute pour elles et n'ont pas de loisirs ou de « temps mort » verront éventuellement leur réponse immunitaire diminuer.
- **Le manque de sommeil et le sommeil de mauvaise qualité** épuisent le système, l'empêchant de se régénérer convenablement.
- **L'alimentation** : plus elle est sucrée, raffinée (« blanche », « modifiée », « hydrogénée ») ou dévitalisée (issue de l'agriculture conventionnelle), moins le corps est nourri et plus il doit travailler pour essayer d'assimiler les aliments qui lui sont offerts.
- **L'exposition chronique à des produits toxiques** (pollution atmosphérique, milieu de travail, solvants divers, métaux lourds) est un autre facteur qui affecte les capacités du corps.
- **Certains médicaments** tels les antibiotiques affaiblissent les facteurs d'immunité ; d'autres tels les anti-inflammatoires stéroïdiens inhibent le système immunitaire.

Tous ces facteurs diminuent la capacité du corps à résister face aux agressions immunitaires. Une personne dont l'immunité est faible aura ainsi des infections à répétition : un rhume après l'autre, sinusites, infections urinaires, infections vaginales, infections aux yeux, plaies qui s'infectent facilement et guérissent lentement, gencives qui saignent, impétigo, champignons, éruptions plus fréquentes que d'habitude chez les personnes sujettes à l'herpès, etc.

En cette saison, la naturopathie est simplement là pour donner un coup de main au corps afin qu'il puisse se concentrer sur le principal : nous défendre !

Pour cela, nous allons travailler dans différentes directions :

- **Adapter son alimentation** pour fortifier son système immunitaire. Le travail va se faire en deux phases : éviter les aliments qui ont un impact négatif sur le système tout en apportant des aliments qui vont booster notre immunité.
- **Adopter un mode de vie** « immuno-boost ».
- **Consommer des plantes médicinales** adaptées à la saison.

L'alimentation de l'hiver

Bien nourrir sa flore intestinale

La flore intestinale (ou microbiote) est composée de près de 10 000 milliards de bactéries, soit 10 fois plus que le nombre de cellules contenues dans l'organisme[10]. Un de leurs rôles est de protéger les intestins. En effet, en prenant toute la place, elles colonisent l'espace à la place des mauvaises bactéries, les empêchant ainsi de proliférer ou de se glisser dans la circulation sanguine.

Il va sans dire qu'il faut préserver cette flore toute l'année grâce à une bonne alimentation. Il sera bon d'accentuer la consommation de certains aliments dès la fin de l'automne.

Ainsi, la bonne santé de la flore intestinale et celle du système immunitaire sont profondément et intimement liées. En effet, la flore intestinale est responsable à 70 % de l'efficacité du système immunitaire. Il est donc logique de privilégier cet axe pour éviter de tomber malade. Pour cela, il va falloir « nourrir » la flore intestinale grâce à des prébiotiques que l'on retrouve essentiellement sous forme de fibres non digestibles.

Il est fortement recommandé de consommer au minimum 2 à 3 aliments sources de prébiotiques chaque jour.

	Définition	Sources alimentaires
Prébiotiques	Ce sont des fibres végétales nécessaires aux probiotiques qui stimulent l'immunité.	Ail Artichaut Asperge Betterave Oignon Poireau Panais Chicorée Tomate
Probiotiques	Bactéries de la flore intestinale indispensables à la vie et qui jouent un rôle important dans la bonne santé du système immunitaire.	Lactofermentations, kéfir de lait, kombucha, levure de bière vivante

Les nutriments à privilégier

À cette période de l'année, certains nutriments sont nécessaires, c'est pourquoi il est important de les apporter régulièrement dans l'alimentation. Voici une liste des nutriments à privilégier et quelques aliments sur lesquels votre choix devra se porter en priorité en cette saison.

Vitamine A et caroténoïdes (provitamines A)
Stimulent les défenses immunitaires, renforcent la résistance aux infections et favorisent la croissance du thymus.
- **Sources de bêtacarotène** : carotte, citrouille, patate douce, abricot, pêche
- **Sources de lycopène** : (pâte de) tomate, melon d'eau, jus de goyave
- **Sources de rétinol** : foie, anguille, thon rouge, huile de foie de morue, beurre, œuf, poissons gras, fromage
- **Sources de provitamine A** : ail, piment de Cayenne

Vitamine B2/riboflavine
Stimule la production d'anticorps et de globules rouges, pourrait contribuer à prévenir certains cancers.
- **Sources** : foie, persil, paprika, seiche, ciboulette, menthe verte, estragon, shiitaké, persil, algues (nori, mousse d'Irlande, agar-agar, varech), pissenlit, safran, papaye

Vitamine B5/acide pantothénique
Stimule l'immunité et a un pouvoir énergisant ; soutient les surrénales, désintoxique l'organisme des polluants.
- **Sources** : shiitaké, jaune d'œuf, levure de bière, graines de tournesol, graines de sésame, abricot sec, varech

Vitamine B6/pyridoxine
Antihistaminique (comme la vitamine B3), indispensable à la synthèse protéinique ; maintient les taux hormonaux. Un déficit de vitamine B6 fragilise le système immunitaire.
- **Sources** : levure de bière, choux, dinde, paprika, chili, sauge, menthe verte, piment de Cayenne, estragon, basilic, ciboulette, morue, bananes, papaye, varech, spiruline, banane

Vitamine C/acide ascorbique

Immunorégulatrice et immunostimulante, antitoxique, anti-inflammatoire, anti-œdémateuse et antihistaminique

• **Sources** : ciboulette, goyave, poivron jaune, litchi, cassis, thym, persil, kiwi, mangue, papaye, goyave, agrumes, fraise, brocoli, acérola

Vitamine E/alpha-tocophérol

Neutralise les radicaux libres, protège contre le vieillissement du système immunitaire et contre certains cancers (poumons et col de l'utérus).

• **Sources** : huile de germe de blé, de tournesol, d'avocat, de colza, de noisette, de foie de morue, de carthame, graines de tournesol, anguille cuite, amande non blanchie, noisette

Vitamine D* /calciférol

Agit comme une hormone, anti-infectieuse et immunorégulatrice, contribue à diminuer le rejet des greffes et l'incidence des leucémies, des cancers du sein et de la prostate.

• **Sources** : flétan, carpe, espadon, huile de foie de flétan et de morue, maquereau, sardine, truite, saumon, œuf, lait, fromages

Zinc

Immunorégulateur, antiallergique et antihistaminique

• **Sources** : huître, pavot, shiitaké, céleri, graines de citrouille, viandes, sardine, ail

Cuivre

Immunostimulant, anti-inflammatoire, antiviral et anti-infectieux

• **Sources** : huître, fruits de mer, noix, levure de bière, légumineuses, shiitaké, cacao

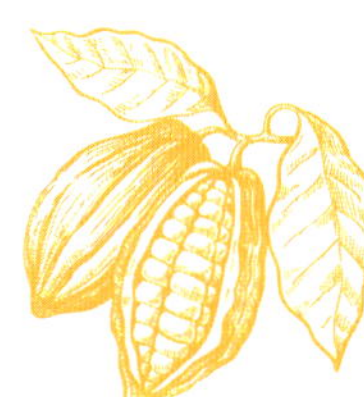

* *À noter : pour Brigitte Houssin, auteure de* Vitamine D mode d'emploi *(éditions Thierry Souccar, 2011), la dose de vitamine D3 est en moyenne de 1 000 UI par jour en supplémentation.*

Les aliments à l'honneur et leur préparation

En médecine chinoise, l'hiver commence le 22 novembre, moment où l'énergie yin devient dominante et atteindra son maximum au solstice d'hiver. Ensuite, l'énergie yang commencera à remonter progressivement.

Les aliments à l'honneur en cette saison sont les haricots, les légumineuses et les céréales (pois, pois cassés, pois chiche, lentilles, riz, sarrasin, millet, quinoa) – que l'on consommera en tenant compte des recommandations générales sur le plan alimentaire –, mais aussi les légumes de saison (carotte, pomme de terre, navet) et les condiments qui réchauffent le corps (ail, oignon, gingembre, sel). Les fruits de mer sont également à intégrer dans l'alimentation, car ils possèdent beaucoup de « bons points » sur les plans gustatifs et nutritifs.
Quant aux fruits, il faudra mettre l'accent sur les pommes, les châtaignes, les noix, le raisin, les mûres ainsi que les poires et les fruits secs.

Concernant le mode de préparation, on va privilégier les aliments cuisinés à la vapeur douce. C'est la saison parfaite pour les soupes.

Mode de vie hivernal

Des étirements saisonniers

L'étirement est un réflexe animal que nous réalisons souvent sans même nous en rendre compte. Il est fréquent de le faire au réveil ou pendant une journée de travail.
La naturopathie étant **une pratique holistique, c'est-à-dire englobant le corps au complet,** il est normal d'y inclure une activité physique tels les étirements. Il est donc recommandé de s'étirer quotidiennement en fonction des zones énergétiquement sollicitées pendant la saison.

Les bienfaits des étirements
Cette pratique ne vous demande pas d'être un as de la souplesse ou un yogi confirmé. Elle s'adresse à toutes les personnes qui souhaitent être en meilleure santé physique. L'un des bienfaits notables des étirements est l'**augmentation de la souplesse,** avec pour conséquence une **meilleure circulation énergétique** et moins de tensions musculaires. On observe aussi des bienfaits sur le plan circulatoire, car les étirements augmentent l'apport en sang dans les muscles et facilitent leur oxygénation : l'effet peut se ressentir jusqu'au cerveau et est comparable à une activité sportive intense, activant la sérotonine. Sur le plan énergétique, pour faciliter la circulation d'énergie au travers des méridiens connus en médecine chinoise, on privilégiera les étirements des chaînes musculaires à travers lesquelles passent ces derniers.

ATTENTION

On ne s'étire pas n'importe comment ! Pour en retirer le plus de bienfaits, il est important de s'échauffer et de ne jamais dépasser ses limites : vous ne devez pas ressentir de douleur, un étirement se fait dans la douceur.

En hiver, il est important d'étirer en priorité les chaînes musculaires liées aux méridiens* du rein et de la vessie, à l'honneur en cette saison.

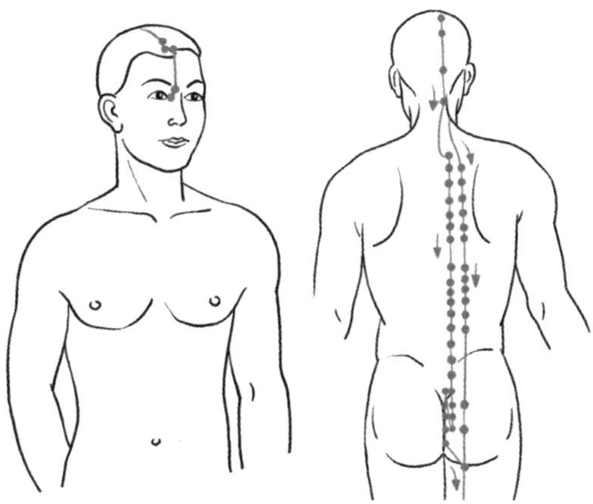

Méridien de la vessie

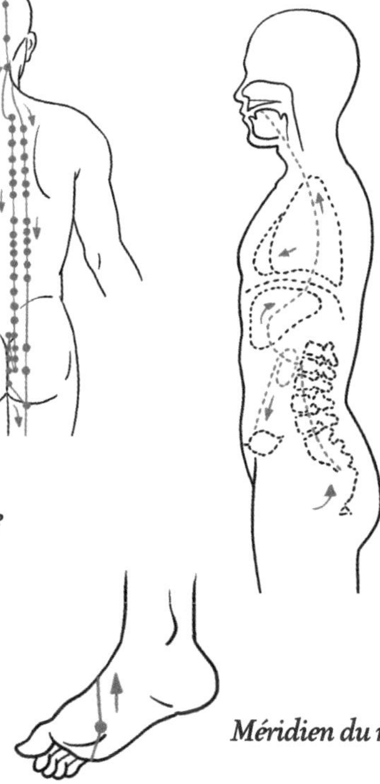

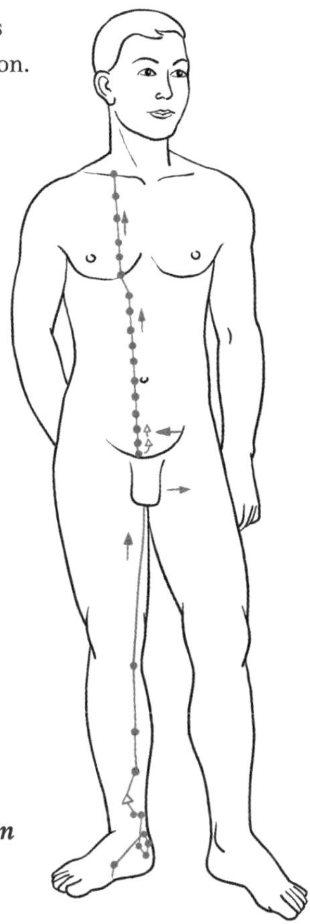

Méridien du rein

• Comme vous pouvez le voir sur les images, le **méridien du rein** commence sous la plante du pied et remonte à l'intérieur des jambes. Il passe ensuite par les reins et ressort devant le buste pour finir sur un point environ au milieu des clavicules.

• Le **méridien de la vessie,** quant à lui, commence à l'extrémité intérieure de l'œil et remonte vers le sommet du crâne. Il descend ensuite vers l'arrière du corps pour finir à l'extrémité du petit orteil.

* En médecine traditionnelle chinoise, les méridiens sont des canaux du corps humain, interconnectés, par lesquels circule l'énergie vitale du corps (le *qi*).

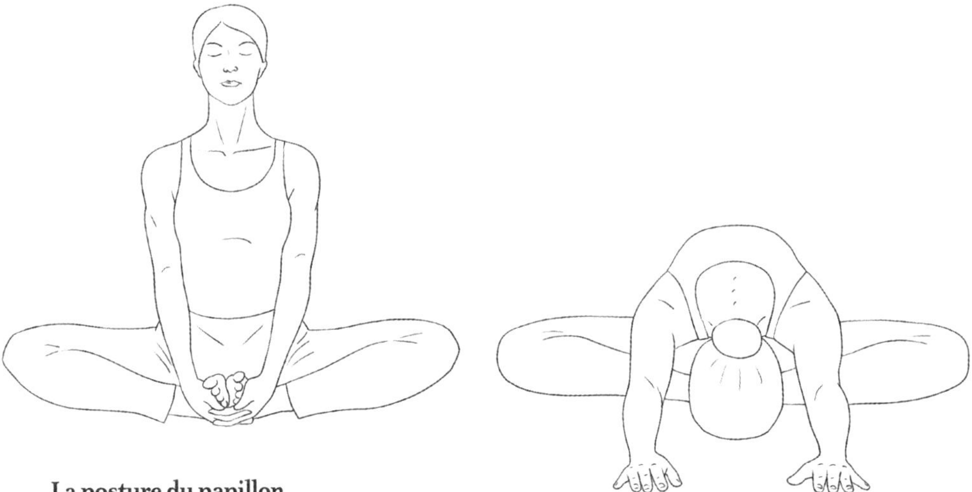

La posture du papillon

Asseyez-vous sur un tapis de yoga ou sur une couverture, repliez vos jambes vers le buste puis laissez-les tomber comme des ailes de papillon. Avec vos mains sur les chevilles, penchez-vous à partir des hanches en direction de vos pieds, puis détendez complètement votre colonne vertébrale. Si vous y arrivez, allongez vos bras et laissez reposer votre tête dans le creux des plantes des pieds. Restez 3 minutes en réalisant de grandes inspirations, lentes et profondes.

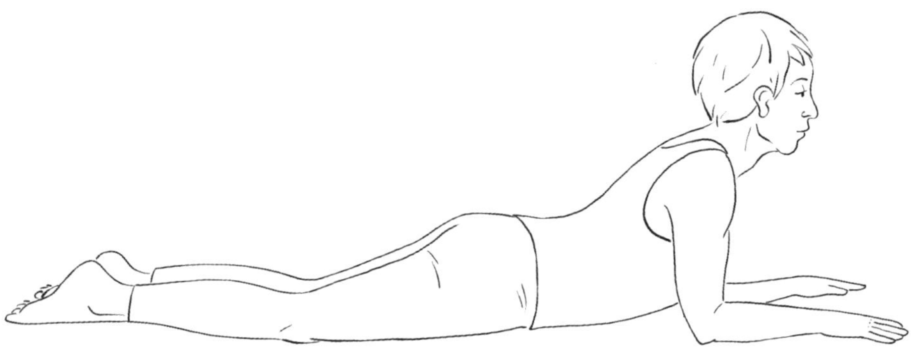

La posture du sphinx

Pour réaliser correctement cette posture, allongez-vous à plat ventre, les pieds en pointe, joints ou écartés de la largeur du bassin. Dans cette première posture, vos bras doivent être moyennement écartés avec la paume des mains à la largeur des épaules et le front est collé au sol.

Pressez ensuite le bassin contre le sol en cherchant à abaisser le coccyx. Attention, veillez à maintenir cette pression du bassin pendant tout le déroulement de la posture pour ne pas vous faire mal. Pensez à ne pas crisper les muscles de cette région. Dans un mouvement fluide, placez les avant-bras et les paumes des mains à plat sur le sol, ouvrez la cage thoracique et basculez la tête de façon à regarder droit devant vous pendant que le menton touche le sol.
Pour finir, glissez la poitrine vers l'avant en étirant la colonne vertébrale vers le haut avec le sommet de la tête vers le plafond et le regard fixe vers l'avant. Restez 1 à 3 minutes en réalisant de grandes inspirations, lentes et profondes.

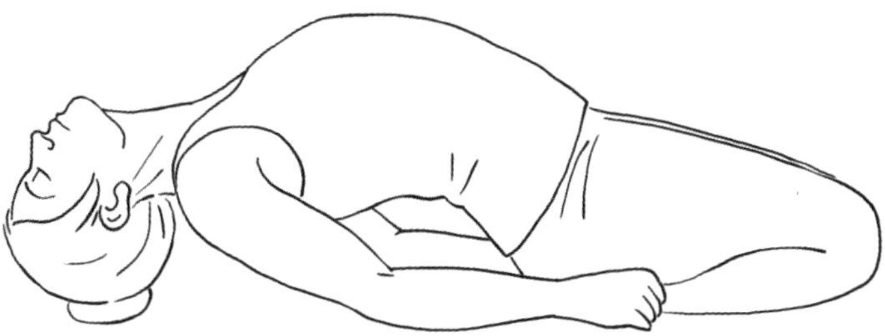

La posture de la selle
Pour démarrer la posture, asseyez-vous sur les talons avec le dessus des pieds et les orteils déposés au sol. Baissez ensuite progressivement le dos en arrière, vers le sol, en vous appuyant sur vos coudes et en allongeant la colonne vertébrale.

Si cette position est trop difficile, allongez-vous complètement au sol. Restez 3 minutes en réalisant de grandes inspirations, lentes et profondes.

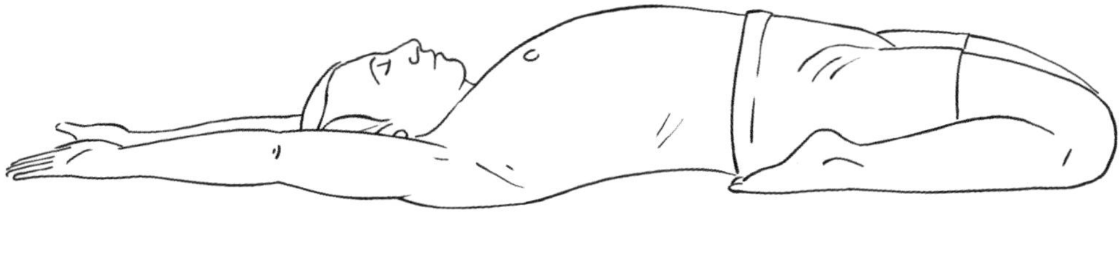

Les rituels hivernaux

• ***Chaque matin, à jeun,*** 2 cuillerées à soupe de vinaigre de cidre de pomme dans un grand verre d'eau tu boiras.
Le vinaigre de cidre de pomme est un cidre de pomme qui a fermenté.
On y retrouve nombre d'éléments nutritifs facilement assimilables par l'organisme. En effet, il participerait à la régulation de l'équilibre acido-basique du corps grâce à l'action des nombreuses enzymes qui le composent et favorisent les réactions biochimiques dans le corps. Comme nous l'avons vu, l'équilibre et le dynamisme de la flore intestinale sont primordiaux pour rester en bonne santé. C'est pourquoi les aliments fermentés, comme le vinaigre, qui contribuent à favoriser la flore intestinale et à maintenir son équilibre, sont à privilégier.

• ***Chaque jour, du soleil, tu profiteras***
Le soleil est notre principale source de vitamine D. Grâce à lui, on se sent habituellement bien plus en forme et le moral est au beau fixe. Il a un effet particulièrement bénéfique pour le corps humain, alors profitez-en !
Si vous vivez dans une région où règne la grisaille, pensez à la luminothérapie ! Des études ont démontré que des séances de luminothérapie étaient très efficaces pour améliorer différents problèmes de sommeil[11] comme l'éveil matinal précoce, l'insomnie[12] et les difficultés d'endormissement[13].

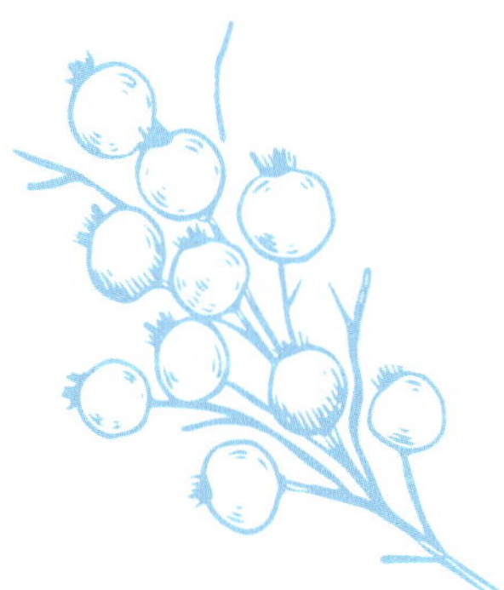

• ***Tôt, tu te coucheras***

On ne compte plus le nombre de recherches qui confirment le rôle du sommeil comme élément régulateur et réparateur[14]. En effet, pendant que nous dormons, nos défenses immunitaires se façonnent et des processus biochimiques de réparations se mettent en place. Ainsi, moins vous dormez, plus vous courez le risque de contracter un rhume ou une grippe[15], alors… dormez maintenant !

• ***Une bouillotte, tu achèteras***

Glisser une bouillotte bien chaude sous sa couette quelques minutes avant le coucher réchauffe les draps et favorise l'endormissement. Nos grands-mères avaient raison !

La bouillotte peut aussi s'utiliser pour réchauffer des parties du corps, en effet, elle ramène le sang sur la zone où on l'applique. Par exemple : l'utiliser sur les reins va stimuler leur fonctionnement, il en est de même pour le foie.

Attention : jamais sur le cœur et la tête, ni sur l'estomac en cas d'ulcère et jamais en cas d'hépatite.

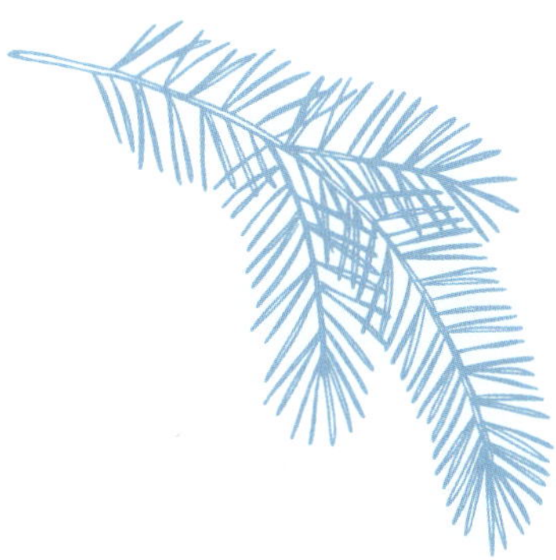

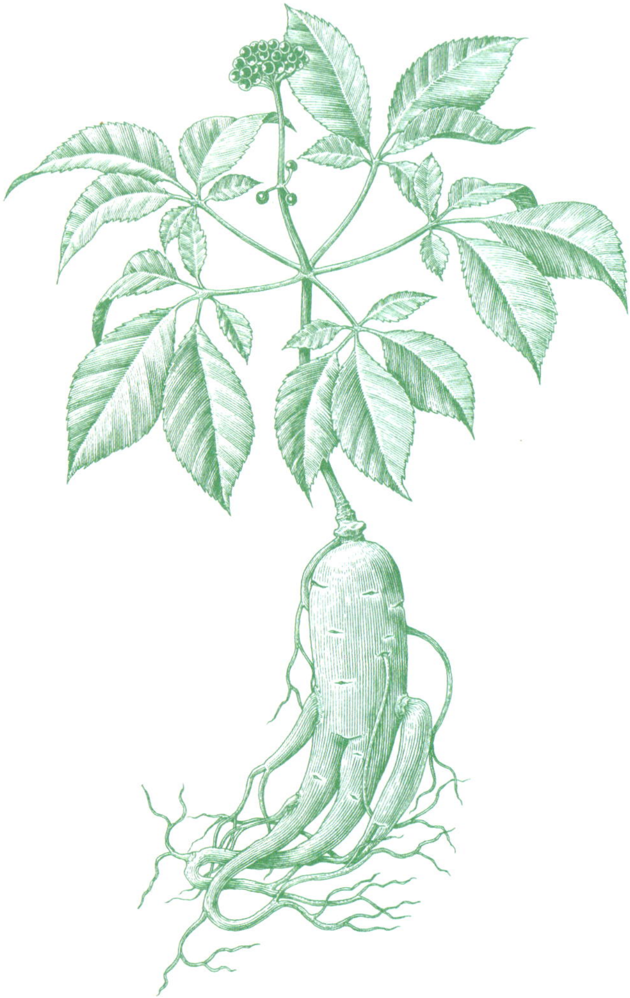

La trousse à pharmacie DE L'HIVER
Les plantes médicinales

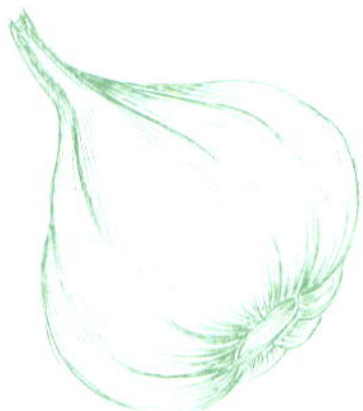

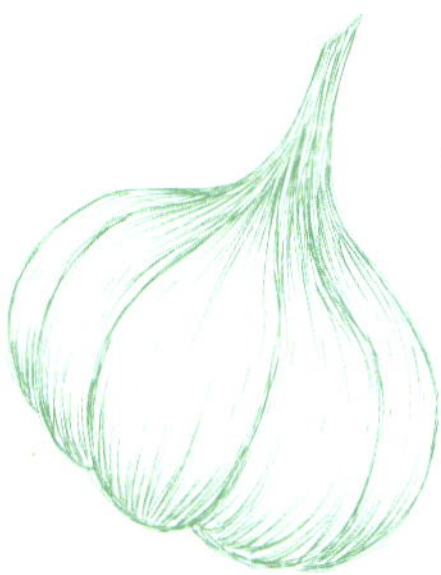

Ail

Nom latin : *Allium sativum*
Famille : Liliacées
Description botanique : bulbe blanc ou rose-mauve enveloppé d'une membrane, surmonté d'une tige verte qui fleurit en bouquet, mesurant jusqu'à 70 cm de haut. Les fleurs sont blanches, regroupées en ombelle et entourées d'une spathe en pointe. Les feuilles du bas sont pointues et les feuilles caulinaires plates.
Habitat : plante sauvage et cultivée sous tous les climats
Partie(s) utilisée(s) : plante entière, surtout bulbe

Propriétés médicinales

Antiviral, antibactérien, antibiotique sélectif, antiparasitaire, antifongique, immunostimulant.
Hypotenseur, anticoagulant, antiagrégant plaquettaire, hypocholestérolémiant, cardiotonique, expectorant/mucolytique.
Anticancer, tonique thyroïdien, chélateur, hépatoprotecteur, cholagogue, hypoglycémiant.

Posologie Recommandée

Pour un adulte (par jour)

Teinture mère alcoolique
5 à 30 gouttes

Teinture mère vinaigrée
7 à 33 gouttes

Quelques usages d'intérêt

IMMUNITAIRE :
- Infections bactériennes, virales, fongiques, parasites
- VIH et sida (augmentation de l'activité des globules blancs)
- Cancers et tumeurs malignes

RESPIRATOIRE :
- Bronchite, asthme, pneumonie
- Coqueluche, grippe

ORL :
- Otite/maux d'oreille
- Maux de gorge, laryngite, amygdalite

Principes actifs :
- Composés soufrés (alliine, alliicine, ajoène)
- Huiles essentielles
- Enzymes : alliinases
- Acides aminés : cystéine, arginine, glutathion, méthionine
- Phytostérols, saponines, acides, flavonoïdes

Effets secondaires possibles :
- Mauvaise haleine et/ou odeur corporelle
- Troubles digestifs : brûlure, irritation, nausée, diarrhée, éructation, dyspepsie, constipation et hausse du taux de certaines enzymes hépatiques
- Hémorragie
- Hypotension, lipothymie, fatigue
- Risque d'AVC
- Réactions allergiques
- En application topique : dermatose, eczéma, brûlure, pustule, ulcère

Contre-indications :
- Terrains allergiques
- Problèmes de coagulation
- Grossesse et allaitement
- Pertes sanguines
- Avant une chirurgie
- Irritation/inflammation du côlon
- Reflux gastrique
- Hyper et hypothyroïdie
- Hypoglycémie
- Diabète type 1

Interactions médicamenteuses :
- Anticoagulants et plantes anticoagulantes
- Antiplaquettaires
- Thrombolytiques
- Héparines
- Anovulants
- Antirejets
- Médicaments métabolisés par le cytochrome P450
- Antirétroviraux
- Chlorzoxazone
- Hypotenseurs
- Hypocholestérolémiants
- Insuline
- Certains tests : pression sanguine, cholestérol, INR et TP, tests cardiaques, etc.

Échinacée

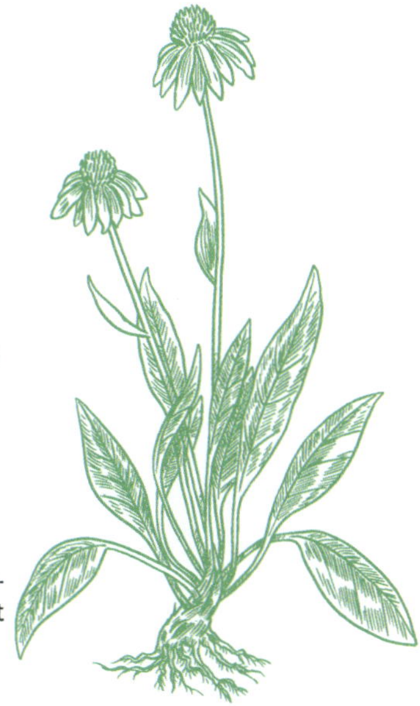

Nom latin : *Echinacea purpurea* et *Echinacea angustifolia*
Famille : Astéracées
Description botanique : *E. Purpurea* : jusqu'à 1,50 m de haut. Plants hauts et forts ; racine en faisceaux ; fleurs pourpres, larges, lancéolées, 13 à 20 cm de longueur. *E. Angustifolia* : 30 à 40 cm de haut. Plants courts, frêles ; fleurs moins retombantes ; racine pivotante. Fleurs rose foncé, étroites, lancéolées. Graines longues, fines, pointues ; tiges ligneuses.
Habitat : espèces originaires d'Amérique du Nord
Partie(s) utilisée(s) : racines (avec l'*Echinacea purpurea* on utilisera aussi les fleurs)

Propriétés médicinales

Immunostimulant, antitumoral, anti-infectieux, antiseptique, antifongique, antiviral, anti-inflammatoire, diaphorétique, décongestionnant lymphatique et altératif sang/lymphe, antiscrofuleux/antifuroncle, cicatrisant/vulnéraire, protecteur du collagène.cholagogue, hypoglycémiant.

Posologie Recommandée

Pour un adulte
(2 à 4 fois par jour)

Tisane/décoction
1 cuillerée. à café par tasse

Teinture mère alcoolique
5 à 10 gouttes

Teinture mère vinaigrée
7 à 10 gouttes

Glycéré
10 à 40 gouttes

Quelques usages d'intérêt

IMMUNITAIRE :
- Infections virales et bactériennes
- En tant que symptôme de fond : fatigue générale, surmenage, asthénie, léthargie
- Stagnation lymphatique (furoncles, teint gris, etc.)

TÉGUMENTAIRE :
- Furoncles rouges
- Toutes plaies et infections de la peau
- Teint « gris »

Principes actifs :
- Alkylamides (isobutylamides), polysaccharides (glycoprotéine, inuline), composés phénoliques (acide chicorique, échinacoside)
- Polyacétylènes, huiles essentielles, alcaloïdes pyrrolizidiniques non toxiques, flavonoïdes

Effets secondaires possibles :
- Troubles gastro-intestinaux (diarrhée, douleurs, nausées) : réduire les doses
- Réactions allergiques possibles (avec les Astéracées)
- Fièvre, maux de tête, étourdissements, brûlures d'estomac
- En application topique : dermatose, eczéma, brûlure, pustule, ulcère

Contre-indications :
- Allergies aux Astéracées
- Antécédents d'asthme et d'allergies en général : à petites doses, avec prudence
- Maladies auto-immunes, maladies systémiques (sida…)
- Allaitement

Interactions médicamenteuses :
- Positive avec l'éconazole
- Inhibition du CYP 1A4 : augmentation de la concentration de café et de médicaments métabolisés par ces enzymes (cyclosporine, lovastatin, etc.)
- Attention : interférence avec immunosuppresseurs et corticostéroïdes

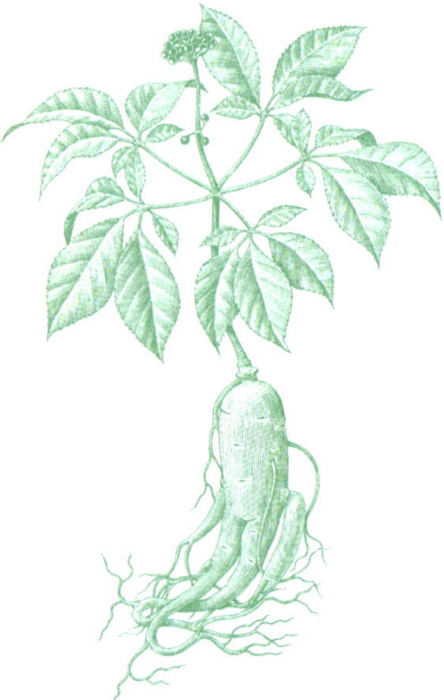

Ginseng asiatique

Nom latin : *Panax ginseng*
Autres noms : ginseng blanc ou rouge
Famille : Araliacées
Description botanique : plante herbacée, vivace de 30 à 60 cm. Les feuilles sont composées, palmées et pourvues d'un long pétiole. Leur nombre varie selon l'âge de la plante. Les fleurs sont de petites ombelles sur un pédicule qui part du centre des feuilles. Les racines sont cylindriques, tubéreuses et charnues.
Habitat : originaire du nord de la Chine, de Russie et de Corée. Il est maintenant presque impossible de trouver du ginseng sauvage en Asie.
Partie(s) utilisée(s) : racine

Propriétés médicinales

Adaptogène, tonique (pour les personnes âgées), grand tonique du *qi*, stimulant, glycémiorégulateur, stimulant du système nerveux central. Tranquillisant, anti-inflammatoire, antihistaminique, hypotenseur/antihypertenseur.

Posologie Recommandée

Pour un adulte
(par jour)

Teintue mère alcoolique
10 à 75 gouttes

Décoction
1 à 9 grammes par jour

Quelques usages d'intérêt

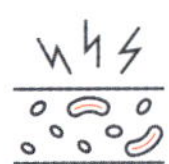

IMMUNITAIRE :
- Toutes les infections

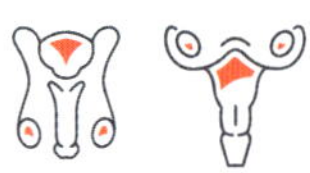

REPRODUCTEUR :
- Dysfonction sexuelle
- Manque de libido
- Ménopause
- Diabète

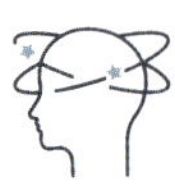

NERVEUX :
- Perte de mémoire
- Fatigue chronique
- Surmenage
- Manque de concentration

Principes actifs :
- Saponosides triterpéniques
- Phytostérols
- Composés phénoliques
- Panaxan A, B, C, D, E
- Ginesen S-IA et S-IIA
- Polysaccharides
- Hétéropolysaccharides
- Sucres, lipides, acides aminés, minéraux…

Effets secondaires possibles :
- Palpitations s'il est utilisé avec d'autres excitants.
- Utilisation à long terme : éruptions cutanées ou taches cutanées, démangeaisons, diarrhée, mal de gorge, perte d'appétit, excitabilité, anxiété, dépression ou insomnie, maux de tête, fièvre, vertiges, anomalies de la pression artérielle (augmentations ou diminutions), douleurs à la poitrine, menstruations difficiles, palpitations cardiaques, accélération du rythme cardiaque, gonflement des jambes, nausées/vomissements ou épisodes maniaques chez les personnes bipolaires.
- Le ginseng pourrait abaisser le taux de sucre dans le sang. La prudence est recommandée en cas de diabète ou d'hypoglycémie.
- Saignements de nez, saignements vaginaux (rares).
- Sensibilité mammaire, perte de menstruations, saignements vaginaux après la ménopause, gonflements mammaires chez l'homme, difficultés à développer ou à maintenir une érection ou baisse de la « réactivité sexuelle ».
- Symptômes maniaques (rare)
- Augmentation des caractères sexuels mâles chez la femme. (rare)

Contre-indications :
- Il est déconseillé de le prendre durant la grossesse.
En Chine, on déconseille de prendre du ginseng (surtout le rouge) lorsqu'il y a trop de chaleur dans le corps (par exemple en cas d'inflammation aiguë ou de fièvre).

Interactions médicamenteuses :
- Anticoagulants et plantes anticoagulantes
- Antidiabétique
- Certains antidépresseurs
- Hypo et hypertenseurs
- Les médicaments utilisant le cytochrome P450
- Certains analgésiques
- Certains sédatifs
- Métronidazole (Flagyl®)
- Disulfirame (Antabuse®)

Thym

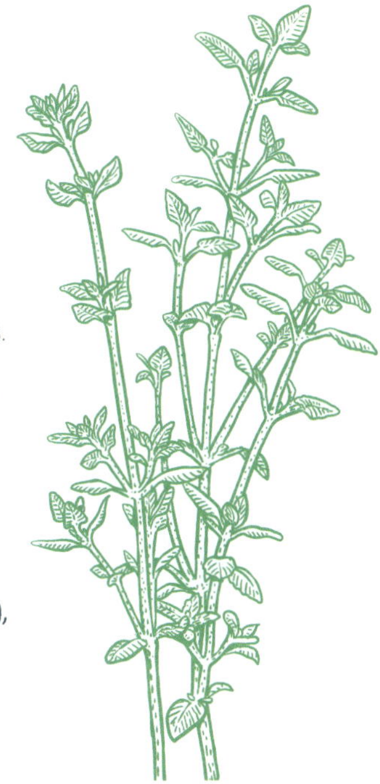

Nom latin : *Thymus vulgaris*
Famille : Lamiacées
Description botanique : sous-arbrisseau de 10 à 30 cm de hauteur aux racines solides, ligneuses et aux tiges herbacées au sommet, ramifiées, compactes et basses. Ses feuilles sont petites, persistantes, vert au-dessus et gris sur le dessous ; opposées, ovales. Les fleurs sont petites, blanches à roses, en glomérules.
Habitat : on la retrouve à l'état sauvage en Europe, jusqu'à 1 500 m d'altitude.
Partie(s) utilisée(s) : feuilles, sommités fleuries

Propriétés médicinales

Antispasmodique, antibiotique/antibactérien, antifongique, antiallergique, anti-inflammatoire, antioxydant, mucolytique, expectorant, carminatif/stimulant digestif (apéritif, stomachique), stimulant et tonique général.
Emménagogue, diaphorétique chaud, rubéfiant (circulation périphérique).

Posologie Recommandée

Pour un adulte
(2 à 3 fois par jour)

Tisane / décoction
½ cuillerée à café par tasse

Teinture mère alcoolique
5 à 20 gouttes

Teinture mère vinaigrée
10 à 30 gouttes

Glycéré
20 à 30 gouttes

Quelques usages d'intérêt

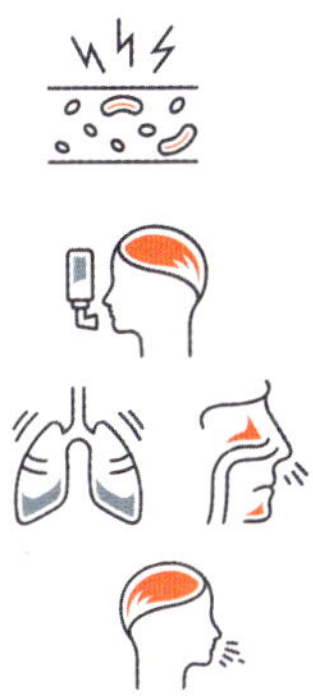

IMMUNITAIRE :
- Toutes les infections

RESPIRATOIRE :
- Toutes inflammations des voies respiratoires (bronchite, toux…)
- Coqueluche
- Rhume
- Sinusite
- Asthme

ORL :
- Laryngites, amygdalites
- Aphtes

Principes actifs :
- Huiles essentielles, dont phénols (thymol, carvacrol), monoterpènes (paracymène, gamma-terpinène), et monoterpénols (linalol, 1,8 cinéol)
- Flavonoïdes (flavones, flavonols)
- Acides phénols (rosmarinique, caféique, chlorogénique)
- Composés biphényliques
- Tanins, phytostérols, minéraux, vitamines, acides aminés

Effets secondaires possibles :
- Troubles gastro-intestinaux
- Réactions allergiques aux Lamiacées
- Irritations cutanées chez les personnes sensibles
- L'huile de thym serait toxique

Contre-indications :
- Grossesse (effet emménagogue)
- Allergie aux Lamiacées
- Troubles de la thyroïde

Interactions médicamenteuses :
- Anticoagulants et antiplaquettaires

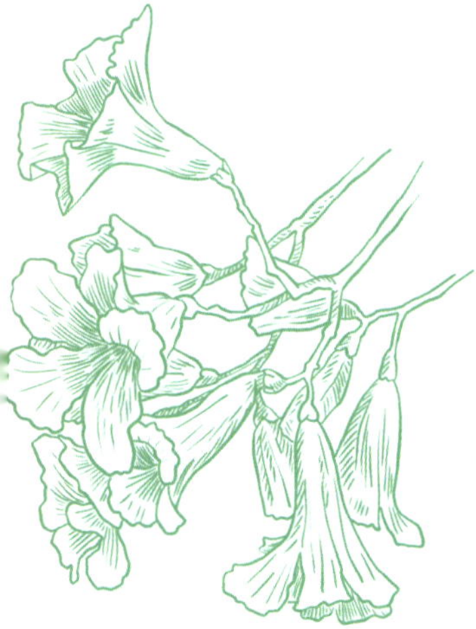

Lapacho

Nom latin : *Tabebuia avellanedae/impetiginosa*
Autres noms : Pau d'Arco (*Tabebuia avellanedae*), lapacho (*Tabebuia impetiginosa*)
Famille : Araliacées
Description botanique : arbre mesurant jusqu'à 50 m de haut et 3 m de diamètre aux fleurs roses à sépales en trompette, aux feuilles persistantes, ligneuses, vert foncé et épaisses.
Habitat : sols riches et humides des forêts tropicales
Partie(s) utilisée(s) : écorce interne (liber)

Propriétés médicinales

Immunostimulant, immunomodulant, antitumoral, antifongique, antibiotique, antiparasitaire, antimicrobien, altératif du système lymphatique et sanguin, laxatif, diurétique, anticoagulant, astringent.

Posologie Recommandée

Pour un adulte
(2 à 3 fois par jour)

Tisane /décoction
1 cuillerée à café par tasse

Teinture mère alcoolique
5 à 30 gouttes

Teinture mère vinaigrée
7 à 30 gouttes

Quelques usages d'intérêt

IMMUNITAIRE :
- Infections gastro-intestinales, respiratoires et cutanées
- Infections à levure
- Inflammation
- Fatigue chronique
- Tumeurs, leucémie, cancer
- Herpès

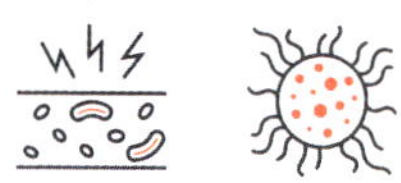

URINAIRE :

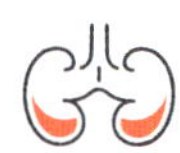

- Cystite
- Néphrite
- Prostatite
- Troubles inflammatoires du système immunitaire

DIGESTIF :
- Infections gastro-intestinales
- Parasites, candidose
- Diarrhée
- Ulcère

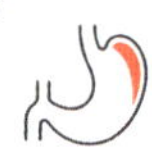

Principes actifs :
- Quinones (naphtoquinones, lapachol, furonaphtoquinones, anthraquinones)
- Flavonoïdes (quercétine)
- Acide phénol
- Diterpènes

Effets secondaires possibles (lors d'une prise en interne et à forte dose : plus de 4 g de plante par jour) :
- Nausée
- Vomissements
- Étourdissements
- Diarrhée
- Anémie
- Risque de saignements

Contre-indications :
- Grossesse (abortif, tératogène)
- Troubles de la coagulation
- Avant une opération
- Interdite en cas de transplantation

Interactions médicamenteuses :
- Anticoagulants
- Antiplaquettaires
- Cyclosporine
- Corticostéroïdes
- Tous les tests qui mesurent la coagulation sanguine

Gingembre

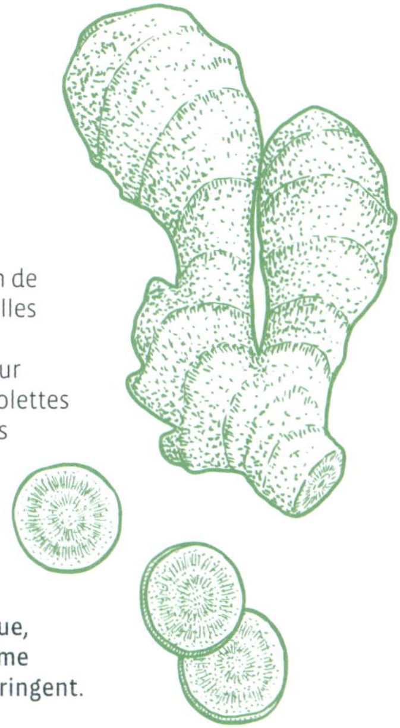

Nom latin : *Zingiber officinale*
Famille : Zingibéracées
Description botanique : plante vivace qui mesure jusqu'à 1,30 m de hauteur. Ses tiges annuelles ressemblent à des roseaux. Les feuilles sont alternes, lancéolées et entières de 12,5 cm à 30 cm de long et de 2,5 cm de large. Les fleurs sont en épis terminaux, de couleur mauve-vert ou jaunâtres, elles ont la forme de grandes lèvres violettes avec des marques jaunes. La plante possède des rhizomes et des radicelles.
Habitat : sols riches et humides des forêts tropicales
Partie(s) utilisée(s) : rhizome

Propriétés médicinales

Immunostimulant, immunomodulant, antitumoral, antifongique, antibiotique, antiparasitaire, antimicrobien, altératif du système lymphatique et sanguin, laxatif, diurétique, anticoagulant, astringent.

Posologie Recommandée

Pour un adulte
(1 à 4 fois par jour)

Tisane / décoction
1 cuillerée à café par tasse (poudre)

1 cuillerée à soupe par tasse (racine)

Teinture mère alcoolique
5 à 20 gouttes

Quelques usages d'intérêt

IMMUNITAIRE :
- Infections gastro-intestinales, respiratoires et cutanées
- Infections à levure
- Inflammation
- Fatigue chronique
- Tumeur, leucémie, cancer
- Herpès

URINAIRE :
- Cystite
- Néphrite
- Prostatite
- Troubles inflammatoires du système immunitaire

DIGESTIF :
- Infections gastro-intestinales
- Parasites, candidose
- Diarrhée
- Ulcères

Principes actifs :
- Quinones (naphtoquinones lapachol, furonaphtoquinones, anthraquinones)
- Flavonoïdes (quercétine)
- Acide phénol
- Diterpènes

Effets secondaires possibles (lors d'une prise en interne et à forte dose : plus de 4 g de plante par jour) :
- Peut irriter la peau

Contre-indications :
- Ulcères de l'estomac
- Herpès
- Calculs biliaires
- Grossesse : éviter le gingembre sec en grandes doses. En dose modérée, le gingembre frais peut être utilisé contre les nausées (2 g de gingembre séché ou 10 g de gingembre frais par jour, en doses divisées)
- Ménopause

Interactions médicamenteuses :
- Bien qu'aucun cas n'ait été signalé, il est théoriquement possible que le gingembre contribue à augmenter l'effet des médicaments anticoagulants (warfarine et acide acétylsalicylique, par exemple) et d'autres plantes ou suppléments qui éclaircissent le sang et inhibent la coagulation.

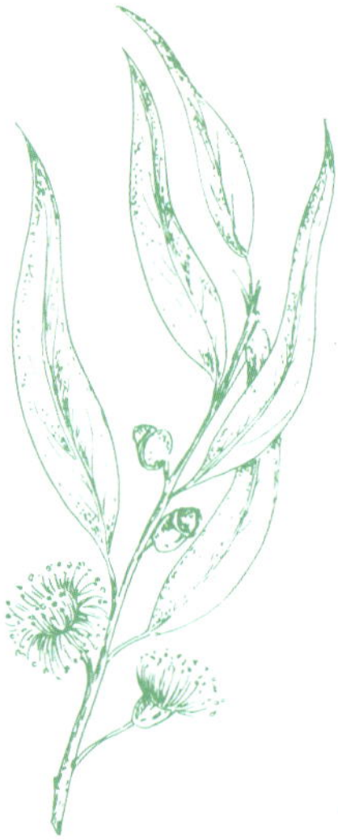

Huile essentielle

Eucalyptus radié

Nom latin : *Eucalyptus radiata*
Partie(s) utilisée(s) : feuilles

Propriétés médicinales

Anti-infectieux, antibactérien ++, antiviral +++, anticatarrhal, expectorant ++++, anti-inflammatoire.

Utilisations possibles

En cas de grippe ou d'infection ORL (6 ans et +)
Par voie orale : 2 gouttes pures sous la langue, 4 fois par jour pendant 2 jours.

En inhalation : mettre 1 goutte sur un mouchoir et prendre deux grandes inspirations, 4 à 6 fois par jour.

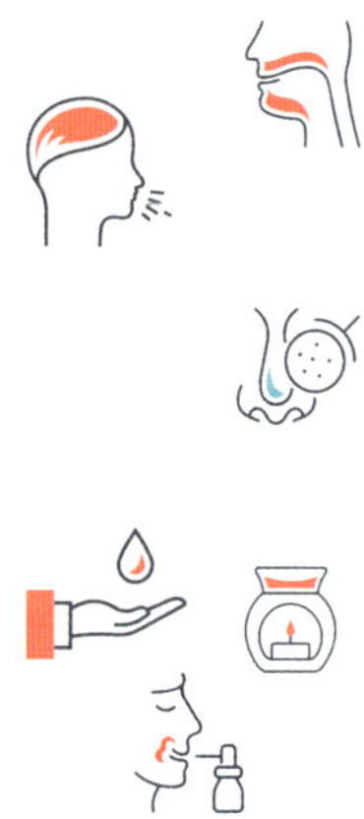

Quelques usages d'intérêt

USAGES :
- Infections respiratoires (préventif ou curatif) : bronchite, rhinite (dont rhinite allergique), sinusite...
- Otite
- Infections virales
- Toux « grasse »
- Acné
- Asthénie, frilosité

VOIES DE PRÉDILECTION :
- Cutanée +++
- Bain +++
- Diffusion +++
- Inhalation +++
- Olfaction ++
- Orale +

Principes actifs :
- Monoterpènes (8 %) : alpha-pinène (3,75 %), beta-pinène (1 %), myrcène (2 %)
- Monoterpénols (20 %) : linalol (0,4 %), bornéol, isoterpinéol-4 (2 %), géraniol (2,6 %), (-)-alpha-terpinéol (14 %) Monoterpénals (8 %) : myrténal, citronellal, géraniale, néral
- Oxydes terp. : 1,8-cinéole (62-72 %), un époxycyclomonoterpène, caryophyllène, oxyde

Contre-indications et précautions d'emploi :
- Tenir hors de portée des jeunes enfants.
- Déconseillé dans les trois premiers mois de la grossesse.
- Déconseillé aux enfants de moins de 3 mois.

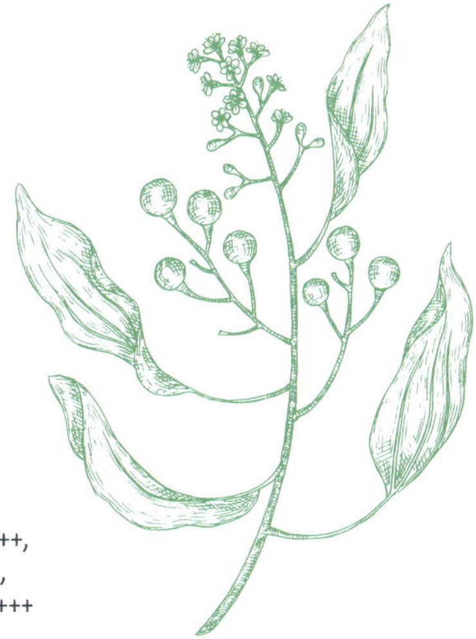

Huile essentielle

Ravintsara

Nom latin : *Cinnamomum camphora cineoliferum*
Partie(s) utilisée(s) : feuilles

Propriétés médicinales

Antiviral exceptionnel ++++, stimulant immunitaire +++, anticatarrhal, expectorant +++, antibactérien, anti-infectieux +++, décontractant musculaire ++, antidouleur, antispasmodique ++, favorise le drainage lymphatique ++, positivant, neurotonique +++

Utilisations possibles

En cas de grippe ou d'infection ORL (6 ans et +)
Par voie cutanée : 3 à 4 gouttes à répartir dans le bas du dos, le long de la colonne vertébrale et sur le thorax. Répétez 5 fois par jour maximum, jusqu'à amélioration.

ImmunoBoost (3 ans et +) et en cas de fatigue
Par voie cutanée : déposez 2 gouttes par poignet et respirez profondément, une fois par jour, pendant les périodes à risques. Faites une semaine de pause toutes les trois semaines.

Quelques usages d'intérêt

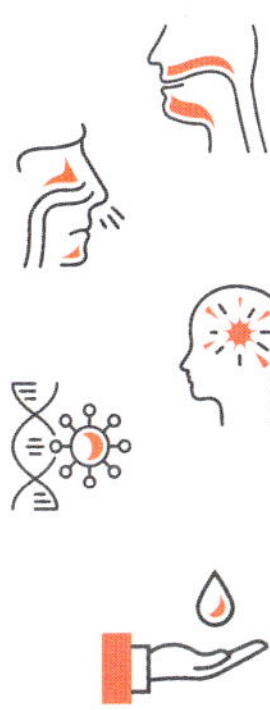

USAGES :
- Infections ORL et pulmonaires : rhinopharyngite, grippe ++++, sinusite, bronchite, coqueluche…
- Hépatite virale, entérite virale
- Herpès +, zona ++++, zona ophtalmique +++, varicelle, typhus exanthématique
- Mononucléose infectieuse
- Insomnie ++++
- Fatigue musculaire
- Déficience immunitaire grave (sida)

VOIES DE PRÉDILECTION :
- Cutanée +++
- Orale +
- Diffusion +
- Inhalation

Principes actifs :
- Monoterpènes : alpha-pinène, — -pinène (% élevé)
Sesquiterpènes : bêta-caryophyllène Monoterpénols : (-)-alpha-terpinéol
- Esters terpéniques : acétate de terpényle
- Oxydes terpéniques : 1,8-cinéole (majoritaire)

Contre-indications et précautions d'emploi :
- Tenir hors de portée des jeunes enfants.
- Déconseillé dans les trois premiers mois de la grossesse.
- Déconseillé aux enfants de moins de 3 mois.
- Veiller à demander un avis médical avant l'utilisation de l'huile essentielle de ravintsara pour les personnes asthmatiques et les personnes épileptiques en raison du risque épileptogène à forte dose.

Fiche santé

Calmer son rhume

Axes de travail	Recommandations (pour un adulte, dès les premiers symptômes)
Alimentation	**Éviter** les produits laitiers, le sucre, la farine blanche et autres aliments inflammatoires. **Consommer** : ail, oignon, raifort, poivre de Cayenne, curry, bouillon de poulet. **Boire** beaucoup d'eau et du jus d'ananas.
Nutrithérapie	**Vitamine C** (forme acide L-ascorbique) : 500 mg de 4 à 8 fois par jour, boire énormément. **Zinc** : laisser fondre dans la bouche 1 pastille (13 mg de zinc) toutes les 2 heures, dès les premiers symptômes.
Herboristerie	**Ail** : 2 à 10 gousses par jour (pas toutes en même temps) ***Astuce*** : la meilleure façon de prendre de l'ail cru **1.** Écraser l'ail le plus possible (au presse-ail). **2.** Mettre l'ail dans un verre d'eau tiède (pas bouillante). **3.** Ajouter du miel (et quelques gouttes d'huile essentielle). **4.** Boire et mâcher les petits morceaux solides restants. **Échinacée** en teinture mère : prendre 10 gouttes, 4 fois par jour
Aromathérapie	***Réaliser le mélange suivant :*** • 40 gouttes d'*Eucalyptus radiata* (eucalyptus radié) • 20 gouttes de *Lavandula angustifolia* (lavande vraie) • 30 gouttes de *Melaleuca quinquenervia cineolifera* (niaouli) • 15 ml d'huile d'amande douce **Posologie :** - Instiller une goutte de ce mélange dans chaque narine, 3 fois par jour. - Masser les poignets avec 5 gouttes du mélange, 5 fois par jour.
Hygiène de vie	Pratiquer un nettoyage du nez au lota (petit appareil servant à verser de l'eau dans le nez pour la faire passer d'une narine à l'autre).

Fiche santé

Calmer une gastro-entérite

Axes de travail	Recommandations (pour un adulte, dès les premiers symptômes)
Alimentation	**Éviter** les produits laitiers, le sucre, la farine blanche et autres aliments inflammatoires. **Consommer** : carotte, eau de riz, gelée de myrtilles, bananes, caroube.
Nutrithérapie	**Charbon actif** : 2 capsules de 300 mg, 2 à 3 fois par jour pendant 1 mois
Herboristerie	**Ail** : 2 à 10 gousses par jour (pas toutes en même temps, voir les conseils page précédente) **Lapacho** en teinture mère : 15 gouttes, 3 fois par jour
Aromathérapie	***Réaliser le mélange suivant*** : • 10 gouttes d'huile essentielle d'*Ocimum basilicum* (basilic exotique) • 10 gouttes d'huile essentielle de *Mentha* x *piperita* (menthe poivrée) • 10 gouttes d'huile essentielle de *Cymbopogon martinii* (palmarosa) • 10 gouttes d'huile essentielle d'*Eucalyptus citriodora* (eucalyptus citronné) • 10 ml d'huile d'amande douce **Posologie** : 5 gouttes en massage sur le ventre, 5 fois par jour

Fiche santé

Calmer une pharyngite/laryngite

Axes de travail	Recommandations (pour un adulte, dès les premiers symptômes)
Alimentation	**Éviter** les produits laitiers, le sucre, la farine blanche et autres aliments inflammatoires. **Boire** 2 litres d'eau par jour s'avère être un remède efficace et peu coûteux pour tous les problèmes OR. **Consommer**: ail, oignon, miel, aliments riches en chlorophylle.
Nutrithérapie	**Propolis d'abeille**: 500 mg, 3 fois par jour **Vitamine C** (forme acide L-ascorbique): 500 mg de 4 à 8 fois par jour, boire énormément.
Herboristerie	Gargarismes d'**orme rouge**: 3 à 4 fois par jour **Échinacée** en teinture mère: prendre 10 gouttes, 4 fois par jour
Aromathérapie	***Réaliser le mélange suivant***: • 100 gouttes d'huile essentielle de *Cymbopogon martinii* (palmarosa) • 60 gouttes d'huile essentielle d'*Origanum compactum* (origan compact) • 40 gouttes d'huile essentielle de *Mentha x piperita* (menthe poivrée) **Posologie :** *Voie orale*: les deux premières heures: une goutte du mélange dans ½ cuillerée à café de miel toutes les 15 minutes Ensuite: 2 gouttes du mélange dans ½ cuillerée à café de miel • Jour 1: toutes les heures (maximum: 40 gouttes/jour) • Jours 2-3: toutes les 2 heures (maximum: 40 gouttes/jour) • Jours 3-7: toutes les 4 heures (maximum: 40 gouttes/jour)

Recette

Miel immunitaire

- Le jus d'un citron
- 1 c. à c. de curcuma
- ½ c. à c. de piment de Cayenne
- 1 c. à c. de gingembre haché
- 2 c. à s. de miel cru
- 1 grosse gousse d'ail écrasée
- 30 gouttes de teinture mère d'échinacée

1. Mettez tous les ingrédients dans un petit bol et agitez bien. Conservez au réfrigérateur.
2. Ajoutez 2 cuillerées à café à votre smoothie quotidien.

Recette

Immuno-boost (teinture)

- 1 portion de feuilles d'ortie séchées
- 1 portion de fleurs de calendula séchées
- ½ portion de racine de ginseng en poudre
- ½ portion de racine d'échinacée
- ½ portion de fleurs de sureau séchées

*Le pot Mason est un contenant alimentaire en verre avec un couvercle à vis en métal, il tient son nom de son inventeur, l'Américain John Landis Mason.

1. Remplissez un tiers du volume d'un large pot Mason* (environ 500 ml) avec les herbes séchées. Remplissez ensuite complètement le pot avec de la vodka de grande qualité.
2. Laissez infuser pendant 4 à 6 semaines en remuant quotidiennement. Passé ce temps, filtrez le mélange à l'aide d'une gaze stérile et d'une passoire.

Utilisation suggérée à l'apparition soudaine des premiers symptômes, prenez 20 gouttes de la teinture toutes les 30 minutes jusqu'à ce que les symptômes disparaissent.
Contre-indications ne pas utiliser chez l'enfant, si vous êtes enceinte, allaitante, si vous prenez des médicaments ou souffrez d'un trouble de santé particulier.

Se préparer au printemps

La fin de l'hiver est propice aux changements de température et d'énergie. Cette transition est idéale pour commencer à préparer son corps au printemps. En effet, avec le printemps et la floraison arrivent aussi les allergies saisonnières.
L'impact des allergies a grandement augmenté en Occident durant les vingt à trente dernières années. Cette augmentation est tellement préoccupante qu'il s'agit maintenant d'un véritable problème de santé publique. D'ailleurs l'OMS (Organisation mondiale de la santé) classe aujourd'hui les maladies allergiques au 4e rang des maladies chroniques. En France, selon le ministère des Solidarités et de la Santé, des millions de Français sont soumis aux conséquences d'une allergie aux pollens, soit 20 % des enfants de plus de 9 ans et 30 % des adultes.

Les allergies sont un trouble fréquemment travaillé en naturopathie. Pour cela, on intervient à plusieurs niveaux :
- **Le terrain** : un travail global sur l'hygiène de vie, important pour équilibrer le corps au complet ; il passe principalement par l'alimentation.
- **La prévention** : un travail en amont de la période des allergies qui prépare le corps ;
- **Le symptomatique** : un travail sur les symptômes du trouble quand il est déjà présent.

Tout au long de ce livre, nous travaillons sur le terrain. En hiver, nous allons mettre l'accent sur la prévention afin de donner au corps ce dont il a besoin pour éviter que le trouble n'apparaisse.

Comprendre la réaction allergique

L'allergie est une réponse anormale, inadaptée et exagérée du système immunitaire suite à des contacts répétés avec des substances reconnues comme étrangères à l'organisme (communément appelées « allergènes »).
L'origine des allergies est multifactorielle, mais selon l'European Federation of Allergy and Airways Diseases Patients Associations, trois facteurs semblent cependant jouer un rôle important :
- La prédisposition génétique
- L'exposition précoce aux allergènes
- L'exposition aux adjuvants, virus et bactéries

Le mécanisme conduisant au développement d'une allergie se réalise en deux phases :

• **Une phase initiale de « sensibilisation » asymptomatique** (premier contact avec l'allergène) : l'allergène est ainsi reconnu et considéré comme une substance dangereuse par certaines cellules du système immunitaire présentes au niveau de la peau et des muqueuses. À ce moment, elles vont le mémoriser et se préparer à le reconnaître et à l'attaquer s'il se présente une nouvelle fois.

• **Une seconde phase de « réaction allergique » symptomatique** (ressentie à partir du deuxième contact) : l'allergène est déjà connu par le corps. Un simple contact va ainsi lancer la réaction allergique avec la libération de l'histamine et de médiateurs de l'inflammation.

Comment prévenir les allergies printanières pendant l'hiver ?

Ce protocole est à mettre en place entre 3 semaines et 1 mois avant le début des allergies saisonnières.

Alimentation :

• Consommer 2 à 4 œufs de caille par jour : l'ovomucoïde, que l'on retrouve dans l'albumen de l'œuf de caille, est un puissant inhibiteur de la trypsine humaine. Ce composé est très important dans la réaction allergique[16].

• Boire de l'eau minérale, riche en calcium et magnésium.

• Manger beaucoup de fruits et de légumes frais, des algues et de l'huile de colza, de noix et de chanvre.

Herboristerie :

• Préparer 1 litre de tisane d'ortie avec 5 cuillerées à café d'ortie. Consommer cette boisson quotidiennement.

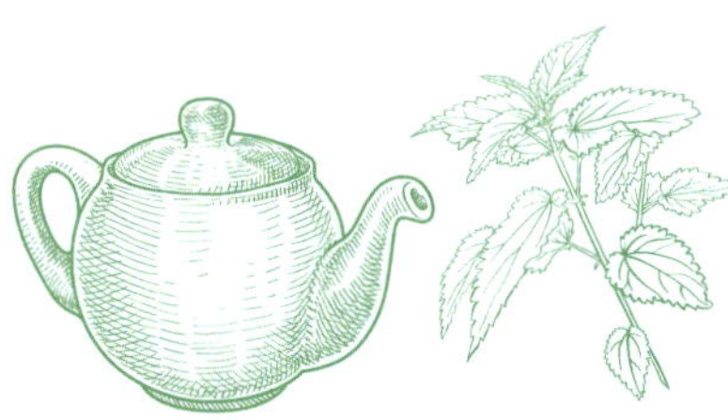

Le printemps

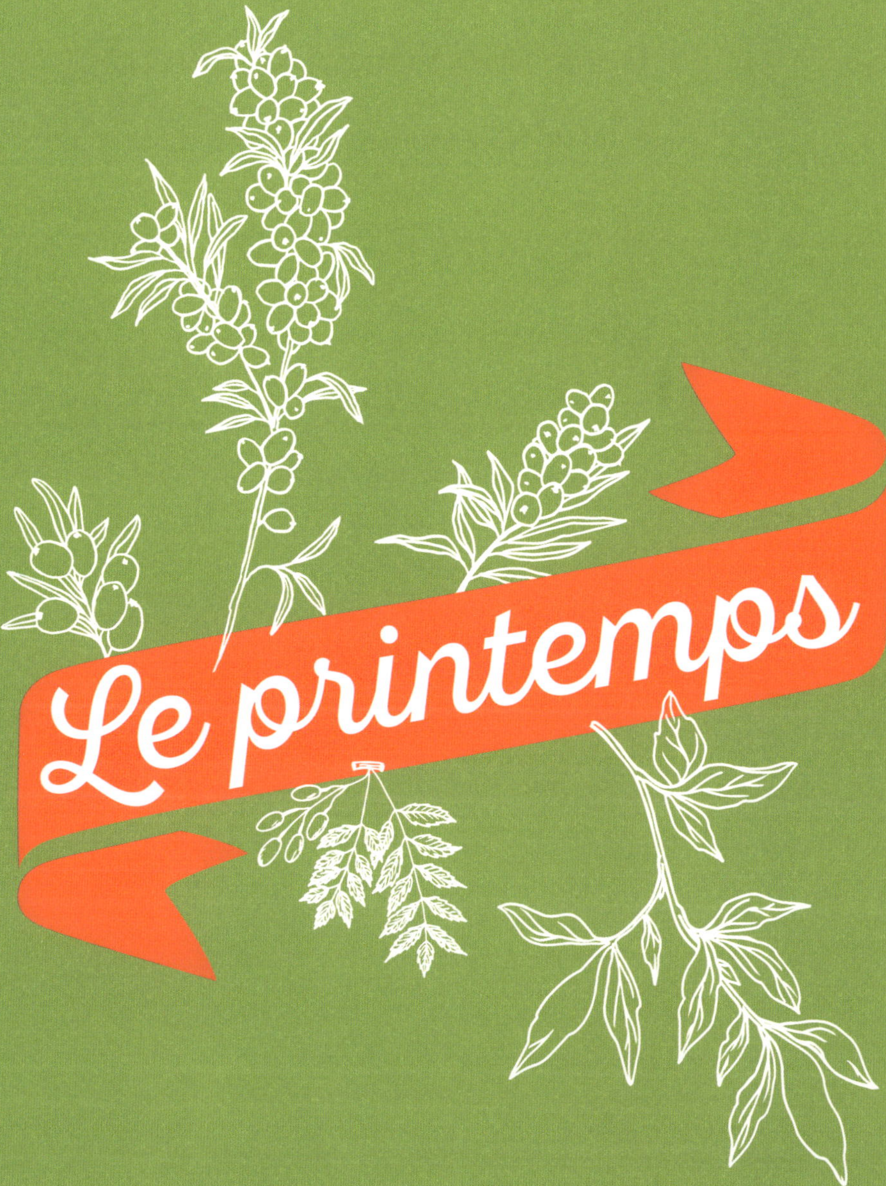

Le printemps et ses défis en naturopathie

Après une saison rude pour notre système immunitaire, place au printemps ! Cette saison est elle aussi riche en défis. Elle représente le réveil de la nature et correspond à une énergie nouvelle. Pourtant, après l'hiver, les corps sont souvent fatigués, physiquement et/ou mentalement, c'est pourquoi il va être important de les revitaliser et de les aider à vivre cette nouvelle saison pour en profiter au maximum.
Parmi les challenges, nous allons retrouver les allergies saisonnières. Nous avons vu comment s'y préparer dès la fin de l'hiver. Au printemps, il sera bon d'accentuer le travail et d'aller encore plus loin avec une supplémentation adaptée. Par exemple, il sera possible d'utiliser un flavonoïde : la quercétine. Les flavonoïdes sont les composés qui donnent la couleur aux végétaux (fleurs, fruits, légumes) ; ces pigments naturellement présents dans les végétaux possèdent de nombreux effets bénéfiques pour l'organisme. Ainsi la quercétine est très bénéfique pour réduire les réactions allergiques, le risque d'asthme et l'inflammation.

En médecine traditionnelle chinoise, le printemps est la saison du foie (je rappelle que la naturopathie utilise ses principes). Ainsi, s'il vous arrive de vous sentir barbouillé, d'avoir le teint terne, l'haleine chargée ou le sommeil agité, c'est peut-être les signes que votre foie a besoin d'un peu d'amour et donc d'une cure « détox ». Ainsi, si vous n'êtes pas enceinte ou allaitante et que vous ne souffrez pas de maladie, c'est la saison idéale pour prendre soin de votre foie.

En naturopathie, le printemps se prépare en hiver. Une fois entré dans la saison, les défis que la naturopathie va devoir relever sont les suivants :
- Optimiser le système immunitaire pour éviter les allergies
- Travailler sur le foie
- Soigner les diverses affections saisonnières
- Préparer l'arrivée de l'été

Pourquoi et comment optimiser son corps

Pour maintenir son homéostasie et rester en bonne santé, il va falloir aider notre corps en cette saison. Nous avons souvent l'impression que le passage du printemps est plus simple.

Effectivement, la luminosité augmente et elle s'accompagne d'une température de plus en plus clémente. Pourtant, certaines conditions vont attaquer et fatiguer le corps ; c'est ici que la naturopathie va entrer en jeu.

Les réactions allergiques

Sans revenir en détail sur le mécanisme des allergies (expliqué p. 94-95), retenez qu'il s'agit d'une réponse anormale, inadaptée et exagérée du système immunitaire. Ce « bug » aura de nombreuses conséquences désagréables et épuisantes pour le corps comme :

• **La rhinite allergique** : il s'agit d'une inflammation de la muqueuse nasale suite à une sensibilisation par un antigène allergisant. Cette réaction immunitaire provoque la dilatation des vaisseaux sanguins ainsi que l'augmentation des sécrétions. Tout cela va provoquer l'apparition des symptômes de la rhinite allergique tels que :

- Les éternuements
- L'obstruction nasale
- L'écoulement nasal
- Les démangeaisons nasales

• **L'asthme** : il s'agit d'une affection respiratoire chronique caractérisée par une constriction des voies respiratoires. L'asthme se manifeste par des épisodes répétés ; les symptômes sont souvent les suivants :

- Sifflements
- Essoufflement
- Sensations de blocage de la poitrine ou oppression thoracique
- Toux

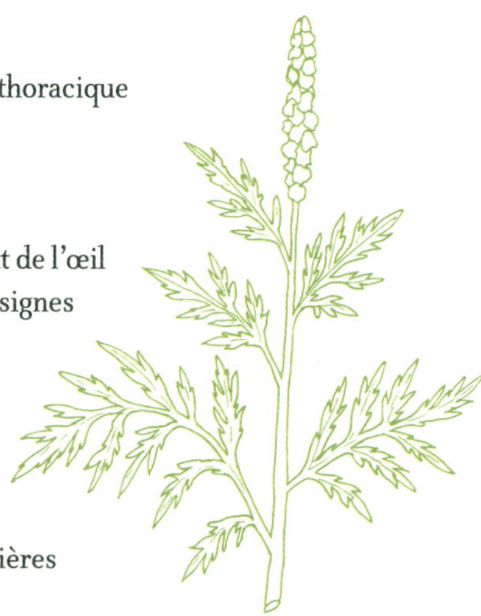

• **La conjonctivite allergique** : il s'agit de l'inflammation de la conjonctive. C'est la membrane qui tapisse le devant de l'œil ainsi que la partie interne des paupières. Les principaux signes de la conjonctivite allergique sont :

- Un œil rouge
- Un larmoiement
- Un œdème des paupières
- Des sécrétions avec paupières collées
- Une démangeaison ou un prurit au niveau des paupières

Évidemment, cette liste n'est pas exhaustive, il est possible d'avoir d'autres réactions. L'éviction de l'allergène est le traitement le plus efficace, ce qui n'est pas toujours possible. C'est pourquoi, en plus du travail de terrain commencé à la fin de l'hiver, il existe des recommandations naturelles pour ce genre de troubles. Nous en parlerons dans ce chapitre.

Comprendre la détox

Les cures de détox ont gagné en popularité ces vingt dernières années. Aujourd'hui, on entend tout et son contraire à ce sujet. L'argument « détox » est aussi de plus en plus utilisé par les services marketing pour vendre certains produits censés aider à l'élimination des toxines... ce qui nuit fortement au concept.
Avant d'aller plus loin, je tiens à clarifier un point : je vais utiliser le terme « cure détox » dans ce livre pour en faciliter la compréhension, pourtant, je ne suis pas adepte de cette formulation. Elle me semble trop connotée et mal adaptée. Comme le corps possède des mécanismes de détox et de protection très efficaces, je préfère parler d'une cure où l'on va « sursolliciter » les émonctoires pour les aider à évacuer les déchets métaboliques et les composés polluants. L'objectif est donc d'aider le corps à s'en débarrasser plus facilement.

Prenons quelques exemples :
- **La goutte** est associée à une incapacité du corps à éliminer correctement l'acide urique.
- **Plusieurs troubles neurologiques** sont dus à une accumulation de mercure et/ou d'autres métaux toxiques provenant de l'environnement.
- **Les métaux lourds et les polluants organiques persistants** (POP) ne sont pas aisément éliminés par ces voies métaboliques et tendent à s'accumuler dans les cellules de graisse.

Comme pour les allergies, la meilleure approche est d'éliminer la cause, mais ce n'est pas toujours chose simple ! C'est pourquoi, dans la majorité des cas, le fait de supporter les émonctoires avec des ingrédients détox facilite le retour à l'équilibre.

En cette saison, la naturopathie va vous aider à redynamiser votre organisme, le « détoxifier » et calmer votre système immunitaire.

C'est pour cela qu'on va travailler dans différentes directions pour :

- Avoir une alimentation et un mode de vie antiallergique et détox
- Consommer des plantes médicinales adaptées à la saison

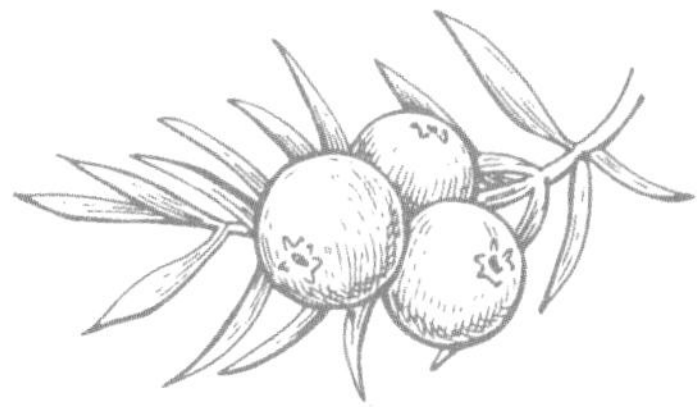

Comprendre le rôle du foie

Le foie est un organe complexe et extrêmement important pour le corps. La naturopathie va souvent mettre l'accent sur cet organe, mais à quoi sert-il exactement ? Sur le plan anatomique, cet organe est formé en deux parties : il y a le lobe gauche (un tiers du volume) et le lobe droit (deux tiers du volume). Ces deux parties sont séparées par ce que l'on nomme le ligament falciforme. De plus, le foie pèse à lui seul en moyenne 1,5 kg ! Il est très vascularisé, principalement par l'artère hépatique (apport d'oxygène) et par la veine porte (apport de nutriments de l'intestin).

Si cet organe fait partie du système digestif, il possède plusieurs fonctions :

- La dégradation des substances toxiques
- La synthèse de la plupart des protéines du sang
- Le stockage et la répartition des nutriments issus de la digestion
- La production de la bile

Sans nous attarder sur l'ensemble des fonctions, prenons le temps de développer celle qui concerne la dégradation des substances toxiques, la détox dont nous parlions précédemment. Certains composés toxiques sont apportés au foie par la circulation sanguine. Son rôle est alors de transformer ces substances en de nouveaux produits non toxiques. Parmi ces nouveaux composés, certains sont **lipophiles** (solubles dans les graisses) et envoyés vers la bile puis rejetés dans les intestins pour être éliminés dans les selles. D'autres produits de la dégradation sont **hydrophytes** (solubles dans l'eau) et sont transférés dans le sang pour être conduits et filtrés dans les reins. Ils seront ensuite éliminés par les urines. Notez que ce processus est le même pour les médicaments et les plantes que vous allez prendre par la voie orale. Ils arrivent au foie par le même trajet. Comme le foie va considérer ces molécules comme toxiques, il va absorber et éliminer une partie des principes actifs.

L'alimentation du printemps

Aider et optimiser son foie

Premièrement, il va falloir aider votre foie à diminuer la charge toxique. Pour cela, évitez les aliments ultratransformés ou contenants des additifs et tournez-vous autant que possible vers les aliments issus de l'agriculture biologique afin de limiter l'exposition aux pesticides[17].

Ensuite, sachez que le foie aime l'amertume, ressentie au contact de certaines molécules chimiques comme des glucosides, certains alcaloïdes, des antioxydants naturels, du magnésium (Mg^{2+}), du calcium (Ca^{2+}) et de l'ammonium, de l'éther et d'autres substances.

L'amertume a plusieurs fonctions :

- **Elle stimule notre appétit** ; l'organisme répond à ce goût en sécrétant de la salive et des sucs gastriques.
- **Elle encourage les fonctions hépatiques**, permettant au foie d'expulser davantage de bile, ce qui facilite la digestion tout en nettoyant le foie de ses toxines.

Les sécrétions biliaires vont ensuite stimuler le péristaltisme intestinal, ce qui permet d'évacuer plus de déchets. Retrouvez une liste des aliments amers à privilégier dans la partie « Les aliments à l'honneur et leur préparation », page 104.

Optimiser son système immunitaire

Contrairement à l'hiver, il ne faudra pas « booster » le système immunitaire, mais l'optimiser, de façon à ce qu'il ne dégénère pas en crise d'allergie.

Ainsi, comme nous avons pu le voir plus tôt, il faudra **prendre soin de son microbiote intestinal** pour que le système immunitaire réponde de manière efficace aux allergènes potentiels.

Ensuite, il sera bon de **délaisser les aliments qui libèrent de l'histamine** (il s'agit d'une molécule impliquée dans la réaction allergique) comme le chocolat, la choucroute, la charcuterie, le fromage fermenté, certains poissons (thon, sardine, saumon, anchois, hareng, conserves de poisson), les crustacés et coquillages ou encore le vin et la bière.

Les nutriments à privilégier au printemps

Quelques nutriments pour les allergies :

La vitamine C : anti-inflammatoire et antihistaminique

- **Sources** : ciboulette, goyave, poivron jaune, litchi, cassis, thym, kiwi, papaye, mangue, poivron, ail, raifort, brocoli

Les proanthocyanidines : antihistaminique

- **Sources** : raisin, framboise, bleuet, cacao, écorce du riz rouge, enveloppe interne de l'arachide

La quercétine : anti-inflammatoire et antihistaminique

- **Sources** : câpre, livèche, oignon rouge, pomme, raisin, vin rouge, petits fruits (bleuet, canneberge, groseille, etc.), brocoli, agrumes, cerise et thé

La vitamine B6 : anti-inflammatoire et antihistaminique

- **Sources** : paprika, chili, sauge, choux, morue, dinde, banane, papaye, varech, spiruline, luzerne, menthe, grande camomille

Le zinc : antihistaminique et aide aussi à la réparation tissulaire

- **Sources** : huître, graines de citrouille, viandes, sardine, ail, échinacée, euphraise, piment de Cayenne

Le magnésium : antihistaminique

- **Sources** : ciboulette, menthe verte, graines de courge, poudre de cacao, aneth, céleri, etc.

Le manganèse : antihistaminique

- **Sources** : clou de girofle, safran, cardamome, gingembre, cannelle, noix de pécan, chocolat, sarrasin, haricot de Lima, pois chiches, ananas, etc.

Les oméga-3 : anti-inflammatoire [18]

- **Sources** : huiles de colza, noix, lin, maquereau, morue, sardine, etc.

Quelques nutriments détox :

Les fibres alimentaires

L'augmentation de l'apport en fibres solubles est reconnue pour favoriser l'élimination des métaux toxiques (mercure, arsenic, cadmium, plomb)[19].

• **Sources** : pruneau, figue sèche, haricot blanc, rouge, flocons d'avoine, carotte, poireau, chou, épinard

Sélénium : aide à diminuer le taux de mercure de l'organisme [20]

• Sources : noix du Brésil, rognons et foie, graines de moutarde jaune, morue, moule, seiche

Le soufre : aide à éliminer les métaux lourds

• **Source sous forme d'acides aminés soufrés** (comme la méthionine ou le N-acétylcystéine [NAC] aide à éliminer le mercure[21]), que l'on retrouve dans les protéines : viandes, poissons, légumineuses, céréales, œufs[22]

• **Source sous forme de composés soufrés** (sulfures d'allyle et glucosinolates) dans les Alliacées – ail, oignon, échalote, ciboulette, poireau – et les Brassicacées – choux, navet, radis

• **Source sous forme de sulfates** dans l'eau du robinet et dans les eaux minérales

L'indol-3-carbinol : inducteur enzymatique qui désactive les toxines

• **Sources** : les légumes dans la famille des Brassicacées – cresson de fontaine, chou frisé, épinard, brocoli, chou-fleur, bette et chou de Bruxelles

Les aliments à l'honneur et leur préparation

En médecine chinoise, le printemps commence le 4 février. C'est une période où la nature se réveille et retrouve sa vitalité, où l'organisme humain se revitalise, la circulation sanguine s'intensifie et a besoin d'être régularisée. En médecine traditionnelle chinoise, comme le foie emmagasine le sang, c'est lui qui se charge aussi de la distribution et de la régulation. Sur le plan énergétique, le foie est un organe important pour les Chinois. Il garantit une circulation fluide du *qi* (l'énergie) dans l'ensemble du corps humain.
De plus, il aide la rate et l'estomac à assurer leur rôle de manière efficace au cours de la digestion.

Une stagnation du *qi* du foie bloque l'écoulement de la bile, ce qui peut entraîner des éructations, un goût amer dans la bouche et un ictère.
Les aliments à l'honneur seront adaptés à la saison avec du piquant : oignons, oignons verts, ail, coriandre, gingembre, basilic, aneth, fenouil, feuille de laurier, jeunes pousses, graines germées, blettes, roquette, pommes de terre nouvelles, asperges et œufs. On privilégiera une cuisson à la vapeur douce ou sautée.

Pour soutenir le foie, il faudra aussi penser régulièrement à :

- Consommer des **aliments amers** :
  - Certaines **plantes médicinales et aromates** : aunée, bardane, souci, camomille, cataire, chardon-Marie, fenugrec, gingembre, laurier, le romarin, verveine, etc.
  - Certains **légumes** : chou de Bruxelles, artichaut, radis noir, céleri, concombre, etc.
  - Certains **fruits** : lime, pamplemousse, papaye, abricot
  - Certaines **salades** : chicorée, pissenlit, radicchio, endive
  - Certaines **huiles** : olive
- Augmenter sa consommation de **légumes verts à feuilles**
- Manger des **agrumes** et de petites **baies rouges et noires**
- Consommer régulièrement de l'**ail, oignon, épices** et **herbes aromatiques**
- Manger tous les jours une quantité modérée de **protéines** issues de différentes sources

Pour la détox :

- De la **coriandre** : reconnue comme chélateur de métaux lourds

Pour les allergies, en plus d'éviter les aliments allergènes :

- Des **œufs de caille**
- Des sources d'**oméga-3** : en effet, diverses études ont suggéré que la consommation régulière de poissons gras, tels que sardine, maquereau, thon…, aurait un effet protecteur vis-à-vis des maladies allergiques.

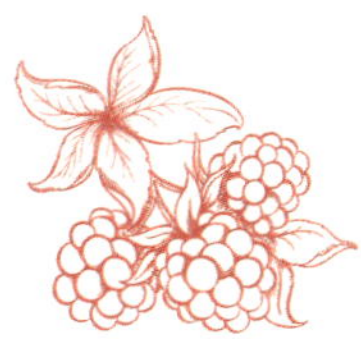

Mode de vie printanier

Des étirements saisonniers

Au printemps, les étirements vont mettre l'accent sur les chaînes musculaires en lien avec le méridien du foie et celui de la vésicule biliaire.

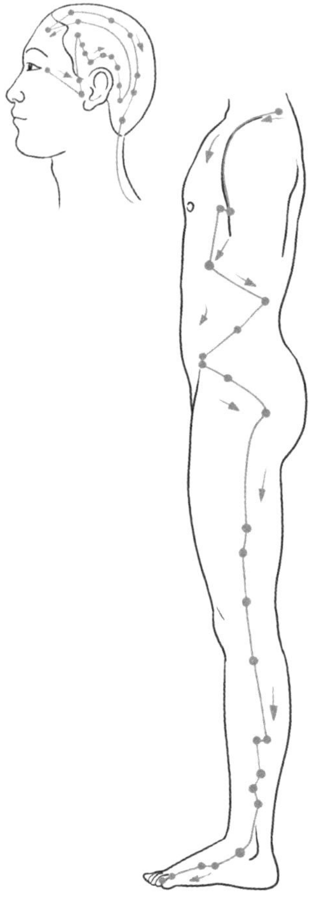

Méridien de la vésicule biliaire

Le travail se fait sur deux méridiens aux parcours complexes :

• **Le méridien de la vésicule** commence à l'angle externe de l'œil et se divise en deux branches : une branche interne et une branche principale. La branche interne entre dans la joue et descend le long du cou pour gagner le foie et la vésicule biliaire, puis la branche principale au niveau de la hanche. La branche principale rejoint le devant de l'oreille puis la région temporale. Elle suit ensuite la partie latérale du crâne pour retrouver la face latérale du cou. À cet endroit, un vaisseau se détache du sus-claviculaire pour aller rejoindre la branche interne. La branche principale va ensuite récupérer l'aisselle puis descend toute la face latérale de l'abdomen pour accéder à la hanche. Elle continue son chemin sur la face externe de la jambe jusqu'à l'extrémité du 4e orteil.

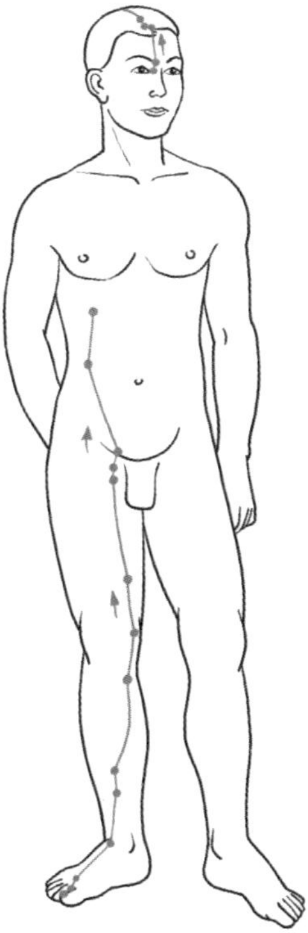

• **Le méridien du foie** commence à l'angle unguéal externe du gros orteil, il longe la face dorsale du pied jusqu'à la cheville, remonte la face interne de la jambe jusqu'au pubis, longe la partie externe de l'abdomen jusqu'au bord supérieur de la 6e côte où il pénètre dans le thorax et se détache en deux branches.
La première branche est externe ou remonte jusqu'au sommet du crâne en passant par la gorge, l'œil et le front. Elle se divise au niveau de l'œil pour descendre dans la joue pour rejoindre les lèvres. La seconde branche de ce méridien traverse le foie et va rejoindre le poumon en traversant le diaphragme.

Méridien du foie

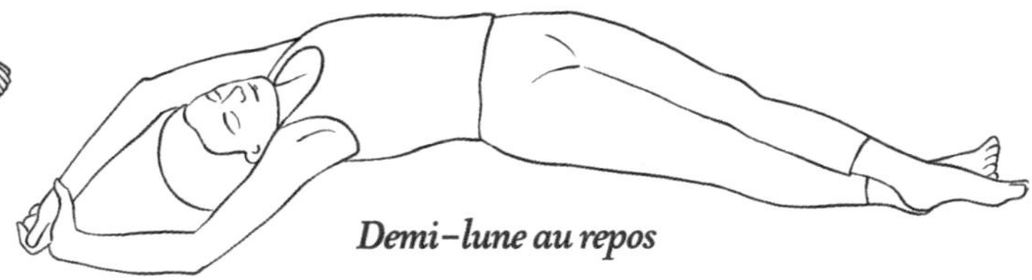

Demi-lune au repos

La demi-lune au repos

Cette posture est idéale pour stimuler le méridien de la vésicule biliaire. Allongez-vous sur le dos et étirez les bras au-dessus de la tête ainsi que tout le bas du corps. Ensuite, passez la cheville gauche sur la cheville droite et attrapez le poignet gauche avec la main droite. Puis penchez votre buste vers la droite pour étirer le flanc gauche de votre corps. Essayez de ne pas tendre votre corps au complet et de prendre de grandes inspirations lentes et profondes dans la zone que vous étirez.

Restez dans cette position 2 minutes. Ensuite, détendez-vous et revenez à la position neutre, étirez-vous de nouveau en longueur avant de changer de côté. Puis passez la cheville droite sur la cheville gauche et attrapez le poignet droit avec la main gauche. Formez ensuite une demi-lune vers la droite. Encore une fois, ne vous crispez pas et respirez dans l'étirement en pleine conscience. Maintenez cette posture encore 2 minutes.

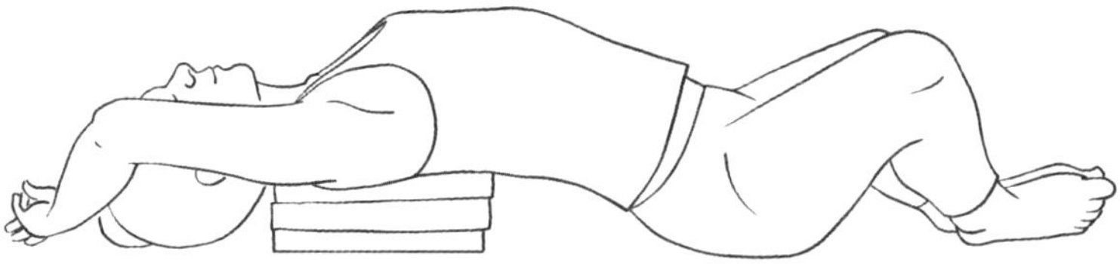

Le papillon au repos

Cette posture est idéale pour stimuler la vésicule biliaire, le foie, les reins et la vessie. Allongez-vous sur le dos, pliez les jambes et collez vos voûtes plantaires l'une contre l'autre (comme pour faire un losange avec vos jambes). Rapprochez ensuite les pieds le plus possible du bas du dos et détendez profondément vos hanches, vos genoux et vos chevilles. Respirez lentement par le ventre. Maintenez cette posture pendant 5 minutes, puis ramenez doucement les jambes ensemble et appuyez les genoux contre la poitrine. Vous pouvez ensuite allonger vos jambes.

Note : si cette posture est trop intense, il est possible de placer des petits coussins sous les cuisses et sous vos omoplates.

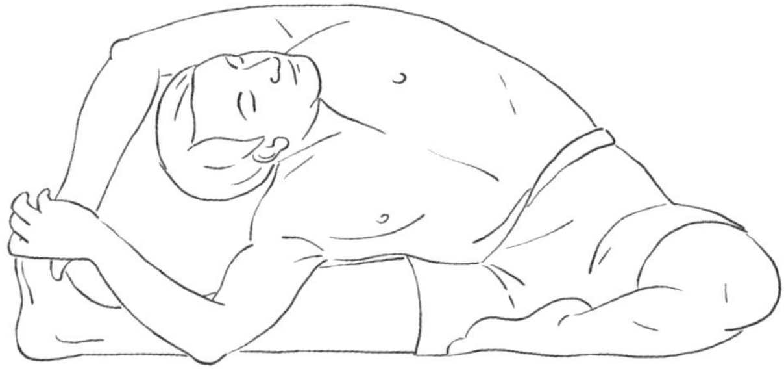

Posture de la tête tournée au genou

Pour cette posture, il est préférable de garder vos yeux ouverts. Étirez vos jambes largement devant vous, en respectant votre limite. Pliez la jambe droite, de sorte que le talon du pied droit vienne se poser sur le pubis. La colonne vertébrale est toujours bien étirée. Dans un premier temps, tournez légèrement votre buste vers le côté droit. Ensuite inclinez-le vers le côté gauche en maintenant cette légère torsion. Étirez votre bras gauche pour accentuer l'étirement et, si vous êtes en mesure de les atteindre, attrapez les orteils de votre pied gauche. Respirez profondément pendant 2 minutes. Puis, tout en douceur, revenez au centre et changez de côté.

Les rituels printaniers

• ***Chaque jour, de l'extérieur tu jouiras.***
Selon l'Ademe*, nous passons près de 80 % de notre temps dans des espaces clos. De plus, l'air de nos logements est parfois plus pollué que celui de nos rues, alors autant en profiter pour sortir et se remplir de l'énergie du printemps, du retour des beaux jours et du soleil. Si, en plus, vous avez l'occasion de sortir dans la nature, profitez-en ! Car comme le dit l'auteur Richard Louv dans son ouvrage *The Nature Principle* : « En puisant dans les vertus réparatrices de la nature, nous pouvons améliorer l'acuité mentale et la créativité, promouvoir la santé et le bien-être, construire des entreprises, des collectivités et des économies plus intelligentes et plus durables, et finalement renforcer les liens humains[23]. »

• ***Entrer la lumière, tu feras.***
Si certains n'ont pas bien envie de sortir, ouvrez les fenêtres et laissez filer les ondes hivernales !

• ***Le tri, tu feras.***
Classez, triez, recyclez, donnez. Le ménage et le tri sont de vrais exercices de pleine conscience à l'état pur. Quand on s'affaire à ranger et nettoyer, on est souvent dans l'instant présent. De plus, ranger l'extérieur permet de mieux se sentir organisé à l'intérieur.

• ***Une cure détox, tu feras***
Au début du printemps, il arrive que nous ressentions une plus grande fatigue. C'est normal ! Nous nous préparons à opérer notre mue, comme tous les êtres vivants. La détox de printemps est donc le meilleur moyen de vous accompagner dans cette transition et de vous faire du bien dans la durée. Je vous propose mon exemple de cure pages 120-121.

*Agence de l'environnement et de la maîtrise de l'énergie

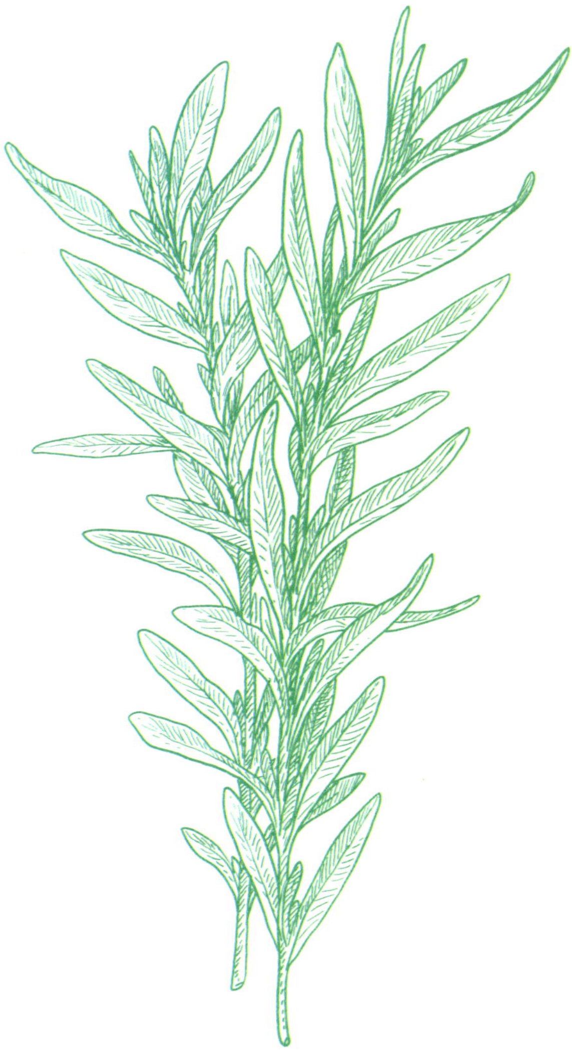

La trousse à pharmacie DU PRINTEMPS

Les plantes médicinales

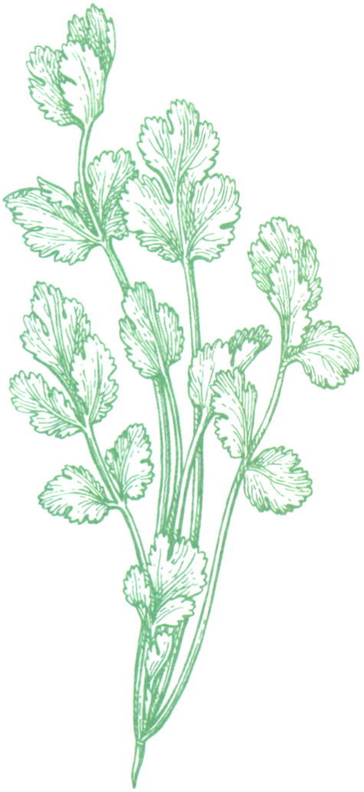

Coriandre

Nom latin : *Coriandrum sativum*
Famille : Ombellifères
Description botanique : plante vert clair qui peut mesurer jusqu'à 70 cm avec une tige creuse et ramifiée, et des feuilles alternes et dentelées. Les fleurs sont blanches, roses ou mauves en ombelle. Les fruits sont des akènes globulaires striés.
Habitat : la coriandre aime la chaleur, le soleil, les sols riches, les terres perméables et calcaires.
Partie(s) utilisée(s) : graine (surtout), tige, feuille et racine

Propriétés médicinales

Carminative/stomachique, antispasmodique, antimicrobienne/antibactérienne/antivirale, fongicide, apéritive, anthelminthique (antivers), sédative, régulatrice de la glycémie et du cholestérol, diaphorétique, lipolytique.

Posologie Recommandée

Pour un adulte
(2 à 3 fois par jour)

Tisane /décoction
½ cuillerée à café par tasse

Teinture mère alcoolique
1 à 30 gouttes

Teinture mère vinaigrée
1 à 30 gouttes

Capsules
2 à 3

Vins
8,9 ml

Quelques usages d'intérêt

DIGESTIF :
- Digestion difficile ou lente
- Flatulences
- Manque d'appétit
- Cholestérol élevé
- Problèmes de glycémie

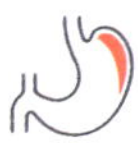

NERVEUX :
- Dépression
- Stress, nervosité, hyperactivité
- Maux de tête dus à la digestion et la nervosité

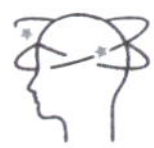

REPRODUCTEUR :
- Dérèglement hormonal
- Crampes menstruelles
- Baisse de libido

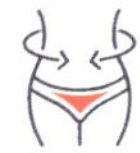

Principes actifs :
- Huiles essentielles : monoterpénols (linalol, géraniol), monoterpènes (gamma-terpinène, limonène, bêta-pinène) ; cétones ; phénols (thymol)
- Lipides et acides gras
- Flavonoïdes
- Acides aminés

Effets secondaires possibles :
- Peut donner des allergies (croisées ou de contact) aux ombellifères ou Apiacées
- Avec l'huile essentielle : possibles troubles nerveux ou rénaux, et photosensibilité possible (causés par les coumarines)

Contre-indications :
- Grossesse et allaitement (sauf usage culinaire)
- Diabète/hypoglycémie : taux de glucose à surveiller

Interactions médicamenteuses :
- Avec les hypoglycémiants

Ortie

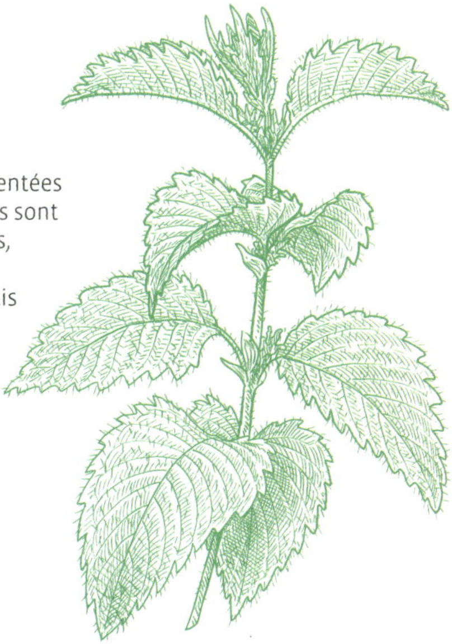

Nom latin : *Urtica dioica*
Famille : Urticacées
Description botanique : plante vivace, vigoureuse et en buisson de 30 à 90 cm de haut. Les feuilles sont d'un vert ardent, ovales, dentées et recouvertes de poils urticants, tout comme les tiges. Les racines sont en rhizome, rampant et tenace. Les fleurs sont dioïques, verdâtres, en grappes ramifiées dans la partie supérieure de la tige.
Habitat : on la retrouve dans les bois et les lieux abandonnés, mais aussi aux abords des champs et près des framboisiers sauvages.
Partie(s) utilisée(s) : feuilles et sommités fleuries, mais aussi racines et graines

Propriétés médicinales

Adaptogène, tonique générale, « trophorestorative » rénale, nutritive, altérative, hémostatique légère, galactagogue, antirhumatismale, alcalinisante, antianémique, diurétique, antiallergique, astringente.

Posologie Recommandée

Pour un adulte
(2 à 3 fois par jour)

Tisane / décoction
1 cuillerée à café par tasse

Teinture mère alcoolique
15 à 30 gouttes

Teinture mère vinaigrée
7 à 30 gouttes

Glycéré
30 gouttes

Quelques usages d'intérêt

IMMUNITAIRE :

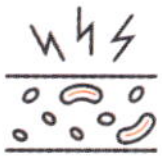

- Allergies respiratoires
- Faiblesse immunitaire
- Infections
- Engorgement de la lymphe

LOCOMOTEUR :

- Entorse
- Problèmes articulaires, arthrite
- Rhumatismes
- Goutte
- Rachitisme

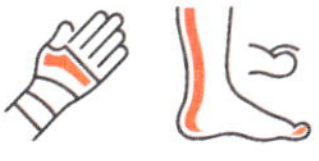

TÉGUMENTAIRE :

- Eczéma, psoriasis, acné
- Problèmes de cheveux (chute, etc.)
- Dents (bon pour l'émail, car minéralise)

Principes actifs :
- Beaucoup de vitamines (K, C, E, groupe B) et de minéraux (silice, K, Ca, Se, Fe, Mg, Zn, Cu, Cr)
- Chlorophylle, carotène, acides aminés, acides gras, phospholipides, hormones digestives (sécrétine), enzymes, acides phénols (triterpènes), flavonoïdes (flavonols), tanins (acide gallique), indoles (histamine)
- Racines : phytostérols, lignanes, lectine…

Effets secondaires possibles :
- Aucune toxicité connue
- En très gros excès : irritation, malaise gastro-intestinal, sudation et allergies possibles
- Contact urticant avec les poils de l'ortie fraîche

Contre-indications :
- Action abortive si prise en très grosses quantités, mais convient à la grossesse en général
- Insuffisance rénale et œdème lié à condition cardiaque
- Personnes dialysées

Interactions médicamenteuses :
- Antidiabétiques
- Antihypertenseurs
- Dépresseurs du système nerveux central
- Warfarine sodique
- Analgésiques
- Anti-inflammatoires non-stéroïdiens
- Attention en cas d'interdiction de manger des légumes verts (la vitamine K entraîne des risques de coagulation sanguine)

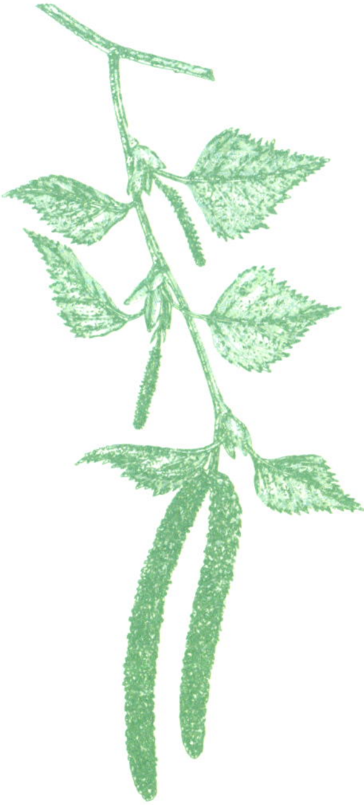

Bouleau

Nom latin : *Betula pendula*
Autre nom : bouleau blanc
Famille : Bétulacées
Description botanique : arbre argenté avec rameaux tombants mesurant jusqu'à 25 m de hauteur et qui peut avoir plusieurs troncs. Son écorce est de couleur brun doré pour les jeunes plants, brun argenté avec crevasses pour les arbres plus vieux. Ses feuilles sont ovées, arrondies, en forme de cœur, vert mat, à face intérieure plus pâle.
Habitat : on le retrouve dans les forêts humides et fraîches, les tourbières et les régions froides. Le bouleau aime le plein soleil et les sols au pH 5-6, drainé, humide et sablonneux.
Partie(s) utilisée(s) : bourgeons, écorce, sève, feuilles et aubier

Propriétés médicinales

Diurétique volumétrique/aquarétique/azoturique, anti-inflammatoire, dépuratif, reminéralisant, astringent, antiseptique, régénérant, tonique. Cholérétique, cholagogue.

Posologie Recommandée

Pour un adulte
(2 à 3 fois par jour)

Tisane /décoction
1 cuillerée à café par tasse

Teinture mère alcoolique
1 à 30 gouttes

Teinture mère vinaigrée
30 à 45 gouttes

Glycéré
30 à 45 gouttes

Quelques usages d'intérêt

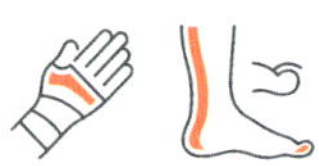

LOCOMOTEUR :
- Arthrite rhumatoïde, rhumatisme (sauf en cas de maladie auto-immune)
- Tendinite
- Arthrose
- Goutte

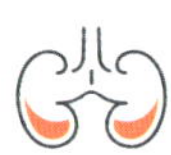

URINAIRE :
- Infection urinaire (avec plantes antibactériennes)
- Calculs rénaux (avec d'autres plantes plus lithotritiques)
- Excès d'urée (goutte)

Principes actifs :
- Triterpènes (bétuline, acide bétulinique)
- H.E. (salicylate de méthyle, betulénol)
- Acides phénols (caféique, chlorogénique, vanillique, benzoïque)
- Flavonoïdes, tanins, minéraux (K, Ca, P), vit C, résines

Effets secondaires possibles :
- Réactions allergiques possibles

Contre-indications :
- Œdème causé par défaillance cardiaque et insuffisance rénale
- Hypertension artérielle
- Allergies à : céleri, carotte, armoise
- Grossesse

Interactions médicamenteuses :
- Anticoagulants
- Diurétiques

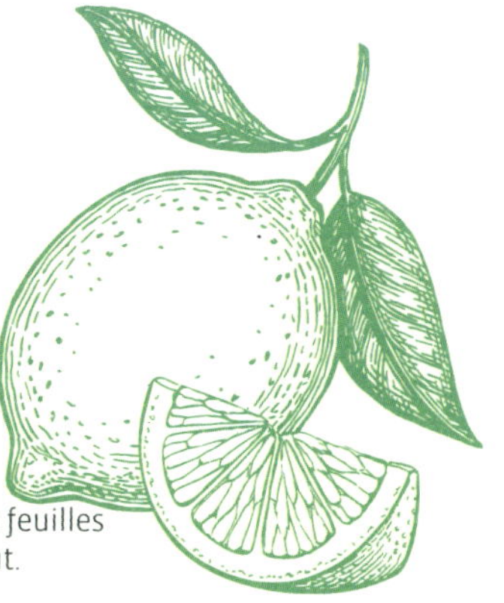

Huile essentielle

Citron (zeste)

Nom latin : *Citrus limonum*
Famille : Rutacées
Description botanique : le citron est le fruit du citronnier, un arbre à feuilles persistantes de la famille des Rutacées, mesurant de 5 à 10 m de haut.
Partie(s) utilisée(s) : zeste

Propriétés médicinales

Anti-infectieux, antibactérien (streptocoque +++), antiseptique +++ (bactéries sporulées +++), antiviral, vitamine P-like (action sur la microcirculation, diminution de la perméabilité des capillaires et augmentation de leur résistance), prévient les accidents d'origine hypertensive ou diabétique, fluidifiant sanguin, litholitique, calmant nerveux, stomachique, carminatif.

Utilisations possibles

Pour la détox
Dès 8 ans :
3 gouttes dans une cuillerée à café d'huile d'olive, 3 fois par jour en début de repas (3 semaines).

Action coupe-faim ou pour améliorer la digestion
Par voie orale, 2 gouttes dans une cuillerée à café d'huile végétale directement sous la langue.

Action purificatrice d'air
Diffusez entre 5 et 15 gouttes d'huile essentielle de citron (cela va dépendre de votre diffuseur) pendant 15 à 30 minutes.

Quelques usages d'intérêt

USAGES :
- Obésité, amincissement, cellulite, drainage lymphatique
- Asthénie, fatigue générale, état de lassitude, perte de concentration
- Fatigues digestives, hépatiques et pancréatiques
- Maladies infectieuses et contagieuses (intestinales, pulmonaires...)
- Vieillissement prématuré : hypertension, artériosclérose, fragilité capillaire
- Prévention des épidémies
- Phlébite, hémorroïdes, stases veineuses, jambes lourdes
- Désinfection de l'air

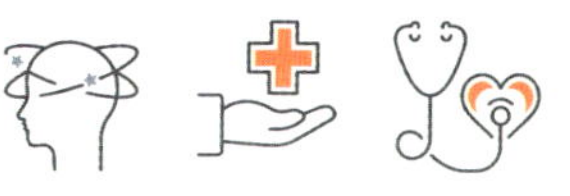

VOIES DE PRÉDILECTION :
- Orale +++
- Cutanée +
- Diffusion +++
- Inhalation ++

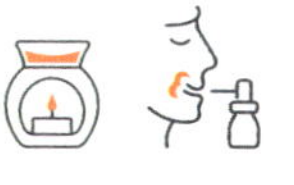

Principes actifs :
- Monoterpènes : limonène (54-72 % et jusqu'à 80 %), alpha et gama-terpinènes (0,7 % et 2,9-14 %), paracymène (0,3-1,1 %), alpha et beta-phellandrènes (0,2 % et 0,8 %), terpinolène (0,6-1,2 %)
- Sesquiterpènes : bêta-bisabolène (2,5-4 %)
- Alcools aliph. : hexanol, octanol, nonanol, décanol, 3-hexène-1 ol, n-heptanol
- Aldéhydes (2,3 %) : hexanal, heptanal (0,04 %), octanal (0,15 %, nonanal [0,07-03 %], géraniale [0,6 %]
- Coumarines et furocoumarines [1,5 %] : scopolétine, ombelliférone, bergamottine, bergaptole, bergaptène, citroptène, 8-géranoxy-sporalène, 5-géranoxy-8-méthoxypsoralène Fraction non volatile [env. 2 %]
- Flavonoïdes, caroténoïdes, stéroïdes

Contre-indications et précautions d'emploi :
- Tenir hors de portée des jeunes enfants.
- Déconseillé au premier trimestre de la grossesse.
- L'essence de citron est photosensiblisante ; ne pas s'exposer au soleil au minimum 6 heures après utilisation.
- Par précaution, faire un test en déposant une goutte dans le pli du coude pour éviter les réactions allergiques.
- Huile légèrement irritante au niveau cutané (dermocaustique) ; diluer dans une huile végétale.

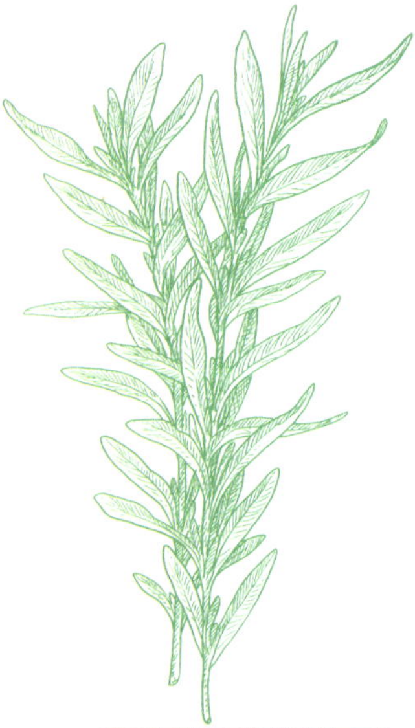

Huile essentielle

Estragon

Nom latin : *Artemisia dracunculus*
Partie(s) utilisée(s) : parties aériennes fleuries

Propriétés médicinales

Antispasmodique neuromusculaire +++, antiallergique ++, anti-inflammatoire +, anti-infectieux, antiviral +++, antifermentaire, tonique digestif : stomachique, apéritif, carminatif

Utilisations possibles

En cas de hoquet
Dès 7 ans :
par voie orale, prenez une goutte pure d'huile essentielle d'estragon directement sous la langue. Au besoin, vous pouvez renouveler la prise 10 minutes plus tard avec 1 goutte d'huile essentielle dans une cuillerée à café d'huile d'olive.

En cas de menstruations douloureuses
Synergie : 50 % estragon + 50 % basilic exotique.

Voie cutanée : 2 gouttes du mélange dans 10 gouttes d'huile végétale en massage sur le ventre. Vous pouvez renouveler cette recommandation toutes les 60 minutes jusqu'à observer une amélioration notable.

Quelques usages d'intérêt

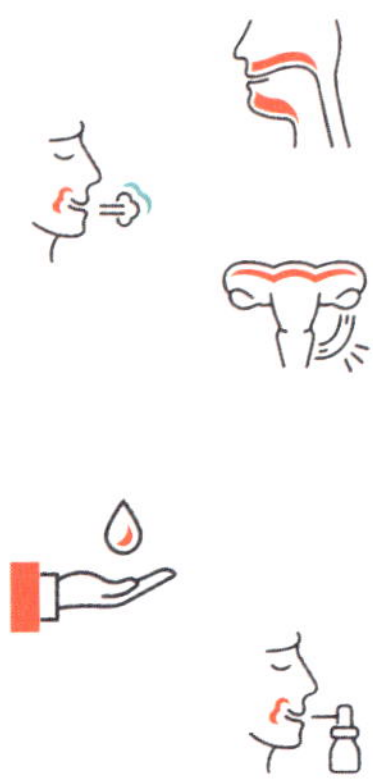

USAGES :
- Aérophagie, digestion lente, dyspepsie, gastrite et colite, ballonnements, flatulences, éructations
- Spasmophilie ++++
- Crampes et contractures musculaires
- Dysménorrhée, spasmes gynécologiques ++++
- Toux spastique, hoquet, asthme allergique
- Névrite, sciatique

VOIES DE PRÉDILECTION :
- Orale ++
- Cutanée +++
- Diffusion +

Principes actifs :
- Phénols-méthyl-éthers : chavicol méthyl-éther (ou méthylchavicol ou estragole) (environ 65-70 %)
- Monoterpènes : Z-bêta-ocimène (environ 10 %), E-bêta-ocimène (environ 9 %), limonène (environ 3 %), alpha-pinène (environ 1 %)

Contre-indications et précautions d'emploi :
- Cette huile essentielle peut être utilisée chez les enfants avec précaution, mais pas chez les bébés.
- Tenir hors de portée des jeunes enfants.
- Ne pas utiliser chez la femme enceinte ou allaitante au premier trimestre.
- La voie orale est à limiter à une période de 24 à 72 heures.
- La voie cutanée est à privilégier avec une forte dilution et sur une courte période de temps, car elle peut provoquer des irritations cutanées.
- D'après la recommandation européenne, la dose quotidienne est de 40 mg par jour de méthylchavicol (admissible par voie orale pour un adulte). Ce dosage correspond à 1 à 2 gouttes d'huile essentielle d'estragon pour 24 heures.

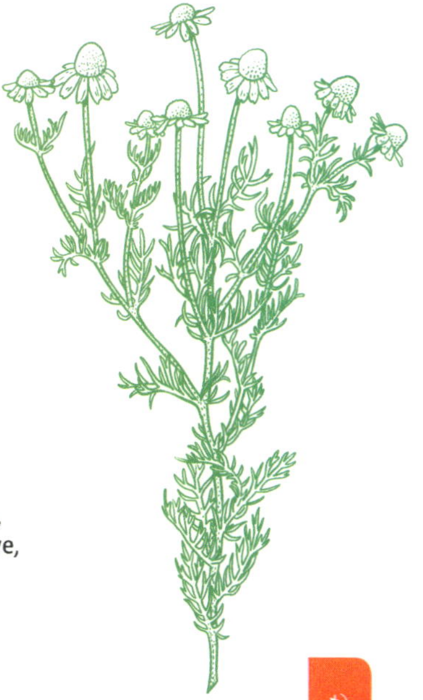

Huile essentielle

Tanaisie annuelle

Nom latin : *Tanacetum annuum*
Autre nom : camomille bleue
Partie(s) utilisée(s) : sommité fleurie

Propriétés médicinales

Anti-inflammatoire, antiphlogistique ++++, antihistaminique ++++, antiprurigineuse ++, analgésique +, sédative nerveuse, hypotensive, phlébotonique, hormon-like

Utilisations possibles

En cas d'asthme
Réservée aux personnes âgées de plus de 6 ans :
1 goutte d'huile essentielle dans 5 gouttes d'huile végétale en massage sur le thorax toutes les 15 minutes jusqu'à amélioration.

Quelques usages d'intérêt

USAGES :
- Asthme durant les crises ++++
- Dermite irritative +++, dermite allergique (adultes-enfants), couperose +++
- Arthrite
- Névrite, sciatique, rhumatisme musculaire
- Hypertension, varices ++

VOIES DE PRÉDILECTION :
- Orale (sur les recommandations d'un praticien uniquement)
- Cutanée +++

Principes actifs :
- Monoterpènes : limonène (major.)
- Sesquiterpènes polyinsaturés : chamazulène (30 %), 3,6-dihydrochamazulène.

Contre-indications et précautions d'emploi :
- Huile uniquement réservée aux personnes de plus de 6 ans.
- Tenir hors de portée des jeunes enfants.
- Ne pas utiliser chez la femme enceinte ou allaitante.
- Cancer de la prostate.
- Cancer hormono-dépendant (homme, femme).
- Mastose.
- Par précaution, il est recommandé aux personnes allergiques à la famille des Astéracées de ne pas l'utiliser.

Important :
Il ne faut pas la confondre avec les autres camomilles :
- L'huile essentielle de camomille romaine ou de camomille noble (*Chamaemelum nobile/Anthemis nobilis*)
- L'huile essentielle de camomille matricaire ou camomille allemande (*Chamomilla recutita/Matricaria recutita/Matricaria chamomilla*)
- L'huile essentielle de camomille sauvage (*Ormenis multicaulis/Ormenis mixta*)

Fiche santé

Calmer une rhinite allergique

Axes de travail	Recommandations (pour un adulte, dès les premiers symptômes)
Alimentation	**Suivre les recommandations saisonnières.**
Nutrithérapie	**Vitamine C** : 1000 mg x 2 f/j **Calcium** : 500 mg/jour **Magnésium** : 250 mg/j
Herboristerie	**Ortie** en tisane : 1 cuillerée à café, 4 fois par jour
Aromathérapie	**En cas de crise :** *Tanacetum annuum* (tanaisie annuelle) : – 3 gouttes au niveau des avant-bras, toutes les 15 minutes jusqu'à soulagement des symptômes. Ne pas dépasser 30 gouttes.

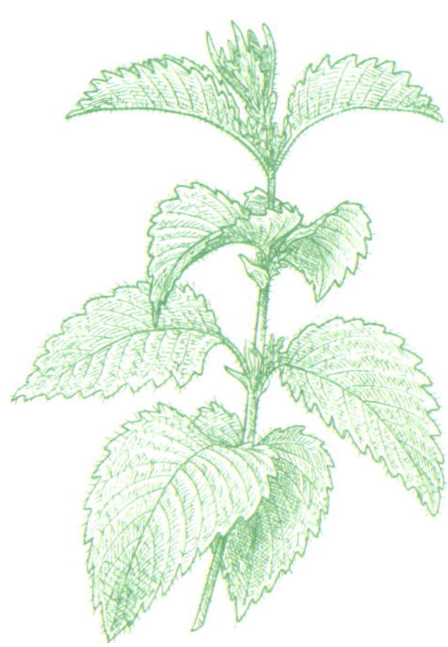

Recette

Remède antiallergies

(pour enfant de plus de 5 ans uniquement)

- Huile essentielle de *Pelargonium asperum* (géranium rosat): 4 gouttes
- Huile essentielle d'*Artemisia dracunculus* (estragon): 2 gouttes
- Huile essentielle de *Mentha* x *piperita* (menthe poivrée) : 2 gouttes
- Huile essentielle de *Cistus ladaniferum* (Cistus ladanifère): 2 gouttes
- Huile essentielle de *Ledum groenlandicum* (Lédon du Groenland): 2 gouttes
- Huile végétale de calophylle : 30 ml
- Huile végétale de calendula : 10 ml

Instiller 2 gouttes de ce mélange dans chaque narine, 2 à 3 fois par jour.

Recette

Exfoliant détox

- ½ tasse de sucre roux
- 2 cuillerées à soupe d'huile d'amande douce
- 5 gouttes d'huile essentielle de *Citrus x paradisi* (pamplemousse)
- 5 gouttes d'huile essentielle de *Daucus carota* (carotte sauvage)

Attention : ne pas vous exposer au soleil dans les 6 heures qui suivent l'exfoliation.

Se préparer à l'été avec une cure détox

Le printemps, c'est aussi le moment de préparer son corps à l'été. Pour cela, je vous propose une méthodologie de cure détox qui vous permettra d'observer, en pleine conscience, ce qu'il se passe à chaque étape. N'oubliez pas qu'il s'agit de prendre soin de vous et de vous reposer. Si vous avez un problème de santé particulier, il faut toujours en parler à votre médecin avant de vous lancer dans une cure de ce type.
Il existe de nombreuses cures détox. Comme nous sommes au printemps, je recommande de réaliser cette cure à partir de la sève de bouleau.

Sève ou jus de bouleau ?

Il y a une différence entre ces deux composés. Pourquoi ? Car ils ne proviennent pas des mêmes parties de la plante et n'ont donc pas la même composition moléculaire.
La sève est recueillie, comme le sirop d'érable, directement en drainant l'arbre à partir de son écorce. Cette pratique se fait au printemps, lors de la montée de la sève. Le jus, quant à lui, est réalisé à partir des feuilles de bouleau. Même s'il a des propriétés qui stimulent l'élimination, il ne contient pas la même charge minérale que la sève. C'est la raison pour laquelle on privilégie toujours la sève.
L'avantage de celle-ci est d'avoir un effet détox (travail sur le foie et les reins) et un effet minéralisant qui sera le bienvenu après l'hiver.

Recette

Buddha bowl
tonus du foie

Base : endive, feuilles de pissenlit, concombre, radis et pétales de calendula.
- Ajouter des protéines végétales (un tiers de noix, un tiers de céréales sans gluten, un tiers de légumineuses)
- et des légumes de toutes les couleurs de l'arc-en-ciel !

Sauce : huile d'olive, huile de lin, gingembre, jus de citron

Cure détox

Se préparer à l'été

Vous aurez besoin de 5 litres de sève de bouleau fraîche et certifiée biologique. Ce volume sera nécessaire pour une cure de 5 semaines avec 2 semaines de pause au milieu, qu'il sera bon de commencer dès l'arrivée de la douceur.

	Sève de bouleau	Alimentation
Semaine 1	Prise quotidienne de 15 cl le matin à jeun. Attendre 15 minutes avant de manger. **Valable pour les semaines 1, 2 et 3**	Favoriser les yogourts au lait de chèvre, le soja, le riz, le kéfir, les germinations, les fruits non acides et fibreux, les légumes, les lactofermentations
Semaine 2		Favoriser les aliments amers et verts
Semaine 3		Favoriser les aliments riches en eau : concombre, jus de canneberge, céleri, melon, algues, germinations, basilic, graines de citrouille, brocoli, citron, pamplemousse blanc, les fruits non acides
Semaine 4	Pause	Reprise progressive d'une alimentation saine en ajoutant de la coriandre à chaque repas. **Valable pour les semaines 4, 5, 6 et 7**
Semaine 5	Pause	
Semaine 6	Prise quotidienne de 15 cl le matin à jeun. Attendre 15 minutes avant de manger.	
Semaine 7		

L'été

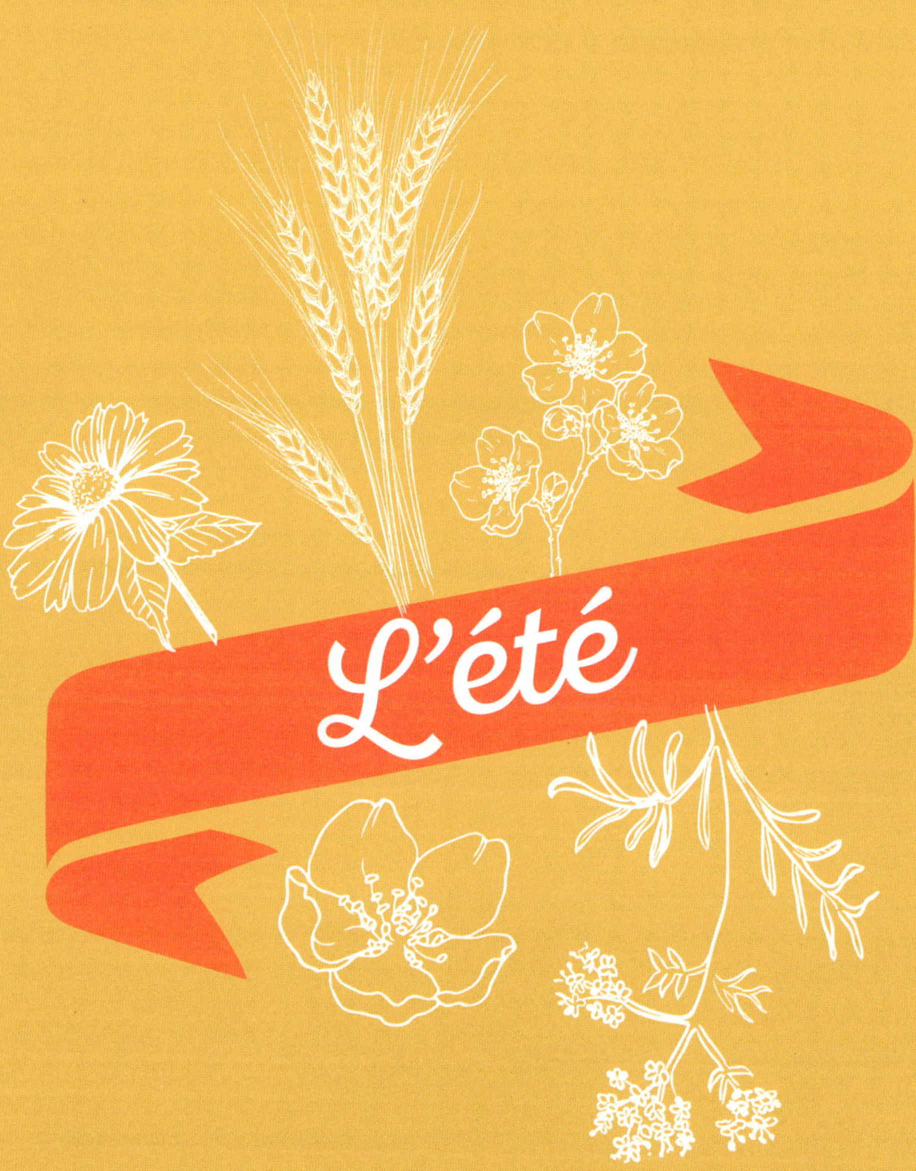

L'été et ses défis en naturopathie

En été, le corps va rencontrer de nouveaux défis. L'été est une saison sous le signe de la chaleur, de la lumière, du soleil. C'est également la saison du renouveau durant laquelle les fruits et les légumes sont juteux et gorgés de soleil.
En fonction des régions, la température estivale peut beaucoup varier ; dans certaines, elle peut demeurer très haute pendant plusieurs semaines consécutives : le corps va devoir s'adapter à ce nouvel environnement. C'est une saison pendant laquelle on se dénude, en offrant sa peau aux rayons du soleil. C'est parfait pour recharger son corps en vitamine D (qui a souvent manqué pendant l'hiver), mais la peau va devoir s'adapter à cette exposition. Autre challenge : même si les nuits raccourcissent dès le 21 juin, les journées sont plus longues que les nuits. Ces nuits plus courtes, associées à la chaleur ou parfois à la canicule peuvent avoir un impact direct sur la qualité du sommeil et engendrer de la fatigue.

En médecine traditionnelle chinoise, que nous utilisons souvent en naturopathie, la saison estivale (du 6 mai au 22 juillet) correspond au cœur. Il s'agit de l'organe qui fait circuler l'énergie vitale et le sang dans le corps, apportant une sensation de bonheur, de bien-être et de légèreté.
En naturopathie, l'été a été préparé au printemps. En cette saison, il faudra travailler sur l'optimisation du corps en lien avec les défis saisonniers et préparer la rentrée et l'automne.

Ainsi, il faudra :

- Prendre soin de sa peau
- Prendre le temps de se reposer et optimiser ses énergies
- Soigner les diverses affections saisonnières
- Préparer l'arrivée de la rentrée et de l'automne

Pourquoi et comment optimiser son corps

Nous l'avons vu, l'été est riche en défis pour notre monde intérieur qui ne cesse, comme une petite armée, de nous maintenir à l'équilibre. Optimiser son corps, c'est lui permettre d'éviter les maladies et les inconforts pour profiter pleinement de cette belle saison, car il n'y a pas que nous qui aimons la chaleur : les bactéries aussi !

Les « chaud/froid » entraînent beaucoup d'angines en été. Par ailleurs, le manque d'hydratation pendant les fortes températures peut avoir pour conséquence d'aller uriner moins souvent, ce qui peut provoquer des infections urinaires. Pendant les hautes températures, la fatigue peut, quant à elle, faire apparaître un bouton de fièvre ou vous rendre plus vulnérable aux verrues et mycoses plantaires lorsque vous irez à la piscine. Sans oublier les jambes lourdes, les insolations et les coups de soleil. Autant de désagréments que l'on peut éviter en adaptant son mode de vie et en appliquant quelques conseils simples.

Prendre soin de sa peau

Saviez-vous que la peau est un organe ? C'est d'ailleurs celui qui est le plus étendu et le plus lourd (entre 4 et 10 kg chez un adulte). La peau possède diverses fonctions importantes pour le corps humain. La première d'entre elles est la protection. En effet, elle protège l'intérieur du corps de l'environnement extérieur via divers mécanismes ; elle nous préserve de la déshydratation et a un rôle fondamental face aux rayons ultraviolets (notons que plus une peau est foncée, plus elle est protégée de l'impact nocif des UV).

Ensuite, la peau possède de nombreuses terminaisons nerveuses, d'où son rôle dans les perceptions et la sensibilité. Pour finir, elle a une action importante concernant le métabolisme : elle agit sur la régulation thermique via la sudation et synthétise la vitamine D sous l'action des rayons du soleil. On retrouvera aussi d'autres actions en lien notamment avec le système immunitaire.

Vous l'avez compris, cet organe complexe joue plusieurs rôles très importants; c'est pour cela qu'il faut en prendre soin.

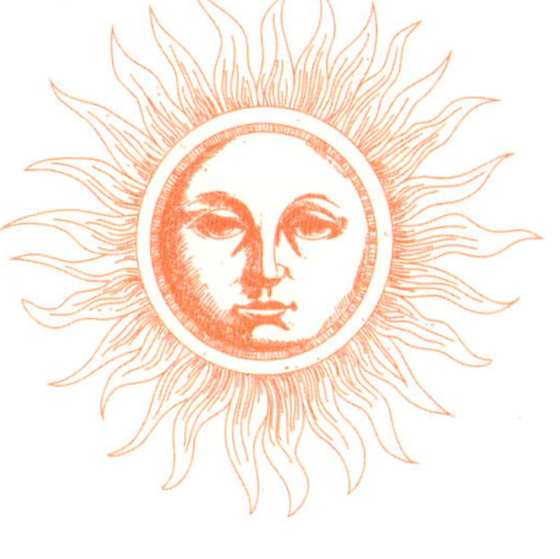

Parmi les affections qui guettent la peau en été, on va trouver, entre autres :
- Les coups de soleil
- Les brûlures
- Les piqûres d'insectes
- Les petits bobos

Prendre soin de son système nerveux

Le système nerveux est sûrement l'un des systèmes les plus sollicités dans nos sociétés. Alors pourquoi le placer en été, puisqu'il est sollicité toute l'année ? Simplement parce que c'est la période la plus propice pour en prendre soin, pour se reposer et pour lâcher prise. C'est le moment idéal pour dé-co-nnec-ter !

Le système nerveux possède trois fonctions principales :
- Sensorielle : détection des stimuli externes et internes
- Intégratrice : analyse et mémorisation des informations
- Motrice ou de réaction : réaction adéquate pour toujours garder l'équilibre

Et pour cela, on distingue différentes structures anatomiques :
Premièrement, il y a le **système nerveux central (SNC),** il s'agit de notre ordinateur central. Il correspond à l'encéphale et la moelle épinière. Son rôle est :
- D'intégrer les informations entrantes
- De générer les pensées
- De stocker les souvenirs
- De générer la contraction musculaire et les fonctions endocriniennes

Ensuite, il y a le **système nerveux périphérique** qui correspond aux nerfs crâniens et rachidiens. Son rôle est :
- De capter les informations du corps et de les acheminer vers le SNC, par les nerfs sensitifs.
- De transmettre les ordres du système nerveux central vers les muscles, par les nerfs moteurs.

Pour finir, on va distinguer deux types d'organisations différentes du système nerveux :
• Le **système nerveux périphérique somatique** : celui-ci est à commande volontaire.
• Le **système nerveux périphérique autonome** : celui-ci est à commande involontaire (heureusement que nous ne devons pas penser à respirer, digérer ou faire battre notre cœur…).

On va y retrouver :

• Le *système nerveux sympathique* qui correspond à la mise en état d'alerte de l'organisme et à la préparation à l'activité physique et intellectuelle. Il est associé à l'activité de deux neurotransmetteurs, c'est-à-dire des substances assurant la transmission de l'influx nerveux, qui sont la noradrénaline et l'adrénaline.
• Le *système dit parasympathique* qui correspond à un ralentissement général des fonctions de l'organisme afin de conserver son énergie. Il est associé à l'activité de l'acétylcholine (encore un neurotransmetteur).

Ce système nerveux autonome doit être à l'équilibre. S'il ne l'est pas, cela va provoquer de la neurotonie (déséquilibre bénin du fonctionnement du système nerveux autonome).
Les symptômes de ce trouble vont dépendre de la prédominance du système nerveux sympathique ou du système nerveux parasympathique.

Comme deux origines distinctes sont possibles, il y aura beaucoup de symptômes différents – dominés par un état de nervosité ou d'anxiété – avec des degrés plus ou moins importants (liste non exhaustive) :
• Tension musculaire
• Hypersensibilité émotionnelle
• Agitation
• Dépression
• Troubles digestifs (estomac, intestins – diarrhée, constipation)
• Sensation d'oppression, d'étouffement, difficulté à respirer
• Maux de tête
• Baisse de libido
• Tachycardie
• Sueurs
• Etc.

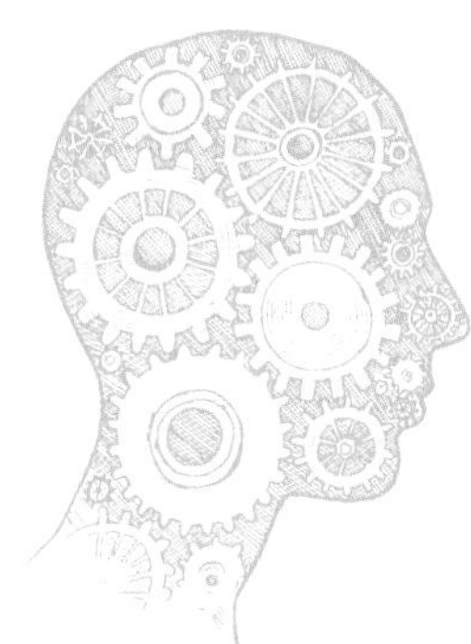

Pour être efficace et ne pas engendrer de pathologies, le système nerveux doit être à l'équilibre. Pourtant, nous basculons souvent dans une surexcitation du sympathique qui, à la longue, provoque de graves conséquences. Comment rééquilibrer cela ? En profitant de l'été pour améliorer son hygiène de vie, rééquilibrer son alimentation et appliquer quelques exercices de respiration, comme nous l'avons déjà vu précédemment...

Prendre soin de son retour veineux

Avec la chaleur, beaucoup souffrent d'une sensation de jambes lourdes. Qu'est-ce donc exactement ?
Pour commencer, il faut savoir que le rôle des veines est de ramener le sang jusqu'au cœur. Pour que ce mécanisme puisse fonctionner de façon optimale, il faut compter sur les contractions des muscles des membres inférieurs et du diaphragme. Ce mécanisme joue un rôle de « pompe » musculaire avec, dans les veines, des clapets antiretour pour que le sang ne puisse pas revenir en arrière. Mais la chaleur et l'exposition des jambes au soleil peuvent entraîner une dilatation des veines, ce qui empêche les « valves anti-retour » de fonctionner correctement. Et quand le retour veineux n'est pas optimal, le sang stagne dans les jambes, ce qui provoque cette sensation de jambes lourdes.

Comment remédier naturellement à ce phénomène ?
En stimulant vos muscles !
Marchez, faites du sport, respirez profondément, hydratez-vous, massez vos jambes et surtout : mettez vos jambes au frais pour stopper la dilatation des vaisseaux. Mon astuce 2 en 1, c'est de marcher dans l'eau (mer ou piscine). De cette manière, vous activez la pompe musculaire et le froid favorisant la vasoconstriction des veines, vous optimisez leur fonctionnement. C'est un bon moyen de joindre l'utile à l'agréable !

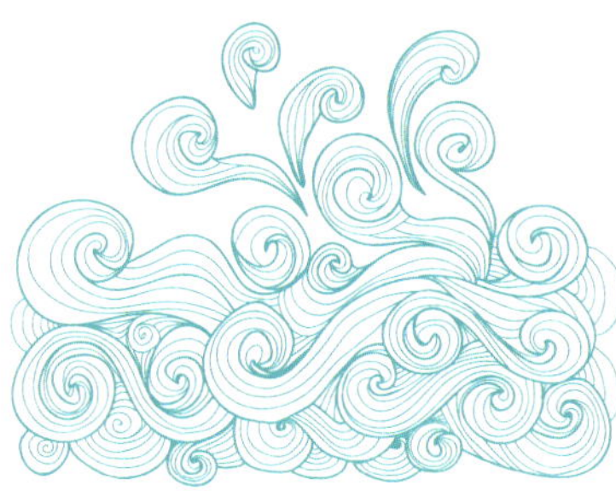

L'alimentation de l'été

Avant tout, l'été étant une saison où la sudation est plus importante, il est recommandé de bien s'hydrater (surtout en période de canicule) pour ne pas se déshydrater. Pour savoir si vous êtes correctement hydraté, je vous recommande de regarder la couleur de vos urines. Plus elles sont foncées, plus vous souffrez de déshydratation.

Test d'urine pour vérifier son état d'hydratation

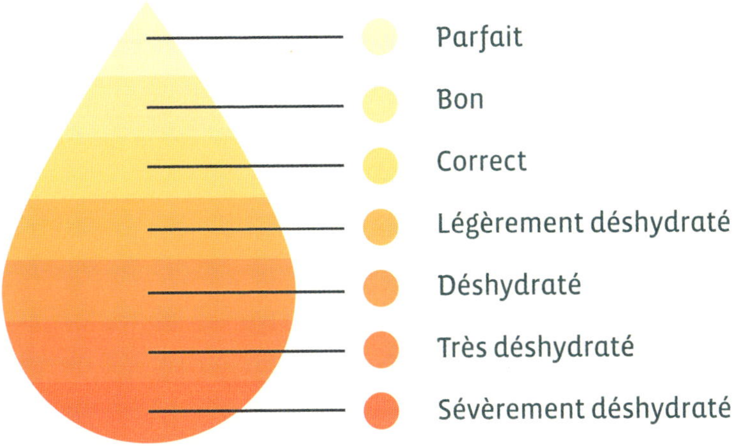

Ensuite, pour être certain de **ne pas manquer d'oligoéléments,** j'aime ajouter une à deux fois par jour une **ampoule de plasma océanique de Quinton** (que vous trouverez en pharmacie) à mes bouteilles d'eau. C'est un moyen simple et efficace d'apporter au corps ce dont il a besoin pendant les grosses chaleurs.

En plus de consommer les minéraux indiqués pages suivantes, il est aussi bon d'ajouter ceux que nous avons vus précédemment concernant le système immunitaire… surtout si vous partez en vacances dans des pays exotiques ! (Retrouvez le tableau de ces minéraux p. 44 à 46.)

Les nutriments à privilégier en été

Quelques nutriments pour la peau :

Vitamine A (et caroténoïdes)

Elle joue un rôle important dans la cicatrisation et l'entretien de la peau. Elle nourrit les follicules pileux, lutte contre la surproduction de sébum, assainit la peau et prévient son vieillissement.

• **Sources** : *Bêtacarotènes* : carotte, citrouille, patate douce, abricot, pêche
Lycopène : (pâte de) tomate, melon d'eau, jus de goyave
Rétinol : foie, anguille, thon rouge, huile de foie de morue, beurre, œuf, poissons gras, fromage
Provitamine A : ail, piment de Cayenne

Riboflavine (vitamine B2)

Elle joue un rôle important dans la nutrition des épithéliums et dans la santé des cheveux, des ongles et des yeux. Elle atténue les taches provoquées par la rosacée, et est également cicatrisante et rajeunissante.

• **Sources** : foie, persil, paprika, seiche, ciboulette, menthe verte, estragon, shiitaké, persil, algues (nori, mousse d'Irlande, agar-agar, varech), pissenlit, safran, papaye

Biotine B8

Elle favorise la santé des ongles, des cheveux et de la peau.

• **Sources** : pollen et gelée royale, levure alimentaire (torula), noix, jaune d'œuf, sardine, chou-fleur, foie, banane et champignon

Vitamine E

Elle hydrate et répare la peau, et facilite la cicatrisation.

• **Sources** : huile de germe de blé, de tournesol, d'avocat, de colza, de noisette, de foie de morue, de carthame ; graines de tournesol, anguille cuite, amandes non blanchies, noisettes

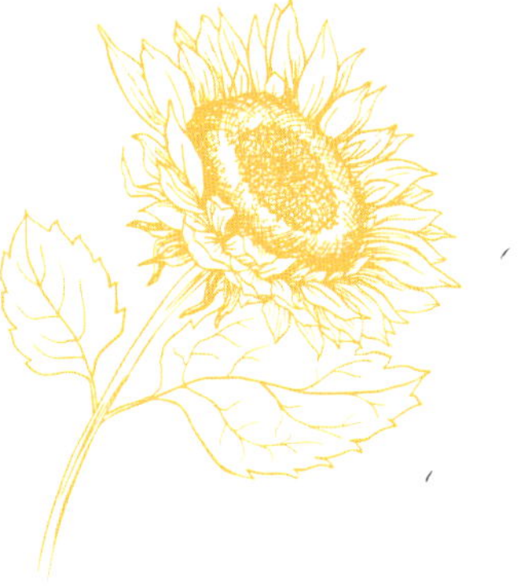

Zinc

Oligoélément essentiel à la production du collagène, il cicatrise les blessures, prévient les vergetures et les problèmes cutanés.

• **Sources** : huître, pavot, shiitaké, céleri, graines de citrouille, viandes, sardine, ail

Cystine

Constituant primordial de la peau et des phanères, cet acide aminé aide à éliminer les métaux lourds et améliore le métabolisme du tissu cutané.

• **Sources** : graines de moutarde jaune, morue, abats, œufs de poisson, graines de tournesol, caviar, seiche, volaille, pistache

Quelques nutriments pour se relaxer pleinement :

Vitamine C

Antioxydante, anxiolytique et sédative, la vitamine C est une substance antistress (contrairement à la croyance populaire !). Elle participe à la production de substances nécessaires au fonctionnement du cerveau et du système nerveux.

• **Sources** : ciboulette, goyave, poivron jaune, litchi, cassis, thym, persil, kiwi, mangue, papaye, goyave, agrumes, fraise, brocoli

Thiamine (vitamine B1)

Elle entretient la santé neurologique en catalysant la neurotransmission et elle favorise la relaxation.

• **Sources** : riz complet, graines de lin, graines de tournesol, noix de macadamia, persil, pistache, moutarde, porc, haricots, paprika

Niacine (vitamine B3)

Nécessaire à la santé du système nerveux, sédative

• **Sources** : haricot vert, café, anchois, foie, morue, dinde, paprika, thon albacore, poulet, shiitaké, etc.

Acide folique (vitamine B9)

Antistress, elle favorise l'équilibre mental, combat les pertes de mémoire et les états dépressifs liés à la ménopause.

• **Sources** : abats de volailles, foie, légumineuses, épinard, asperge, brocoli, graines de tournesol, laitue romaine, beurre de graines de tournesol, betterave, etc.

Cobalamine (vitamine B12)

Elle préserve la myéline, gaine protectrice des nerfs, et prévient les troubles neurologiques.

• **Sources** : palourde, foie, poulpe, huître cuite, maquereau, farine de pois chiches, œuf, levure nutritionnelle, etc.

Magnésium (sous forme soluble ou sous forme de chlorure, bisglycinate, citrate ou lactate)

Il tranquillise, combat le stress, régularise l'excitabilité neuromusculaire et produit un effet psychosédatif.

• **Sources** : ciboulette, menthe verte, graines de courge, poudre de cacao, aneth, céleri, sauge, basilic, fenouil, sarriette, noix du Brésil, persil, etc.

Les oméga-3

Les acides gras constituant les deux tiers du cerveau, on comprendra leur importance vitale dans la régénération des neurones et la régularisation de l'humeur...

• **Sources** : huile de lin, de noix, de colza, de germe de blé, de soja, noix, hareng, anchois, saumon, sardine, loup, thon rouge, sole, bar, etc.

L-glutamine

Acide aminé précurseur du GABA (acide gamma-aminobutyrique), il aide à corriger les troubles de la personnalité, améliore l'équilibre psychique, augmente la performance intellectuelle et la concentration, et favorise la relaxation.

• **Sources** : viandes, poissons, produits laitiers, céréales, légumineuses

Tryptophane

Acide aminé essentiel, il s'agit d'un précurseur de la sérotonine. Le tryptophane favorise un bon sommeil et permet de lutter contre les états dépressifs.

• **Sources** : dinde, poulet, banane, noix, beurre d'arachide et graines de courge, fenugrec, graines de sésame, de tournesol, etc.

Les aliments à l'honneur et leur préparation

En médecine traditionnelle chinoise, l'été correspond au méridien du cœur et de l'intestin grêle. En naturopathie, nous allons ainsi adapter notre alimentation en fonction des principes de la médecine traditionnelle chinoise. C'est pourquoi il sera bon d'éviter les aliments secs (par exemple, préférez les concombres au carottes) et piquants (comme l'ail, les radis, le gingembre ...).
Il sera aussi préférable de manger léger et de consommer un grand nombre de végétaux pour compenser la perte d'eau due à la chaleur.
Il est possible de consommer plus de crudités (sans en abuser), en association avec une boisson à température ambiante.

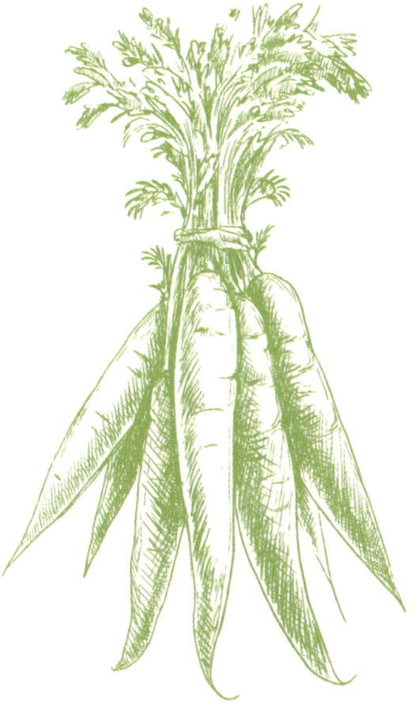

Mode de vie estival

Des étirements saisonniers

Vous l'avez compris depuis l'introduction, l'activité physique est un axe important pour la santé. C'est pourquoi, dans une vision holistique de la santé, la naturopathie vous encourage à bouger régulièrement et à effectuer des étirements. Comme l'été est une saison qui correspond, en médecine traditionnelle chinoise, à la fois au méridien du cœur et au méridien de l'intestin grêle, ce sont les chaînes musculaires associées aux trajets de ces deux méridiens que l'on va privilégier.

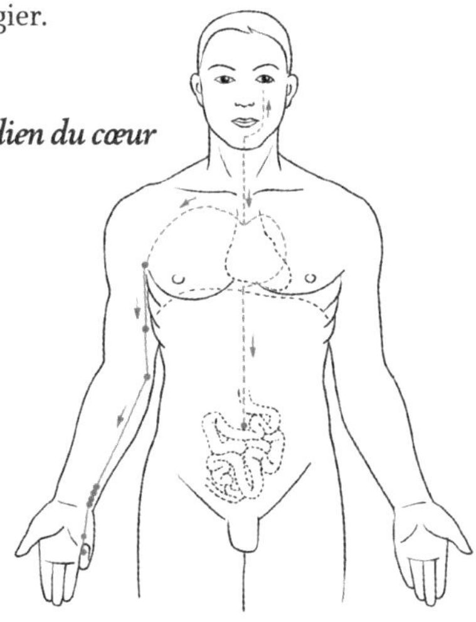

Méridien du cœur

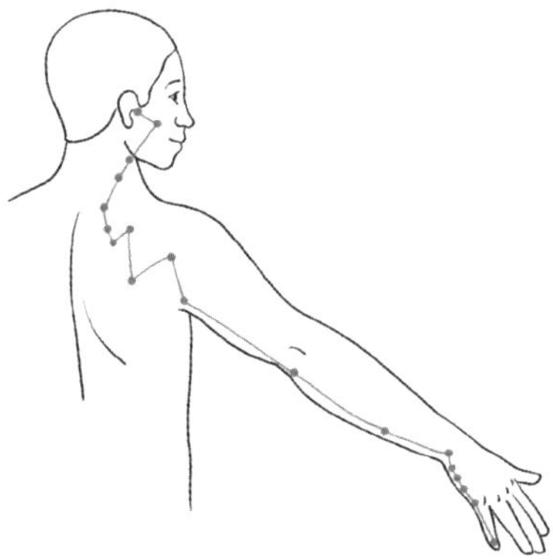

Méridien de l'intestin grêle

• **Le méridien de l'intestin grêle** débute à l'extrémité de l'auriculaire de la main droite. Il remonte ensuite le long du poignet, continue à l'extérieur du bras pour rejoindre l'omoplate. Il continue ensuite vers la partie supérieure du dos et de la nuque. C'est ici qu'il se sépare en deux branches. L'une d'entre elles passe par l'intérieur du corps pour rejoindre le cœur, l'estomac puis l'intestin grêle. La seconde, quant à elle, se dirige vers le cou pour continuer son chemin vers la joue jusqu'au coin de l'œil et de l'oreille droite.

• **Le méridien du cœur** commence au niveau du cœur et se divise en trois branches distinctes. La première se dirige vers l'intestin grêle. La seconde passe par la gorge pour rejoindre les lèvres et les yeux. La dernière commence au niveau des aisselles, continue à l'intérieur du bras, du coude et se termine au bout de l'auriculaire droit. C'est d'ailleurs à cette extrémité que le méridien de l'intestin grêle commence.

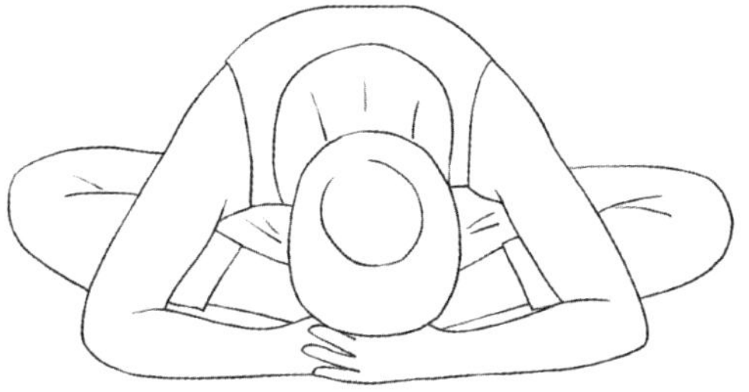

Étirement de Makko-Ho

Cet étirement permet de travailler à la fois sur le méridien du cœur et sur celui de l'intestin grêle. Asseyez-vous au sol et joignez la plante de vos pieds. Ensuite, croisez vos doigts ensemble et placez vos mains, paumes vers le ciel, sous vos pieds. À l'expiration, penchez lentement votre corps vers l'avant avec l'intention de faire toucher votre front sur vos pieds. Restez dans cette position 2 à 3 minutes en respirant profondément. Une fois terminé, remontez lentement sur une expiration.

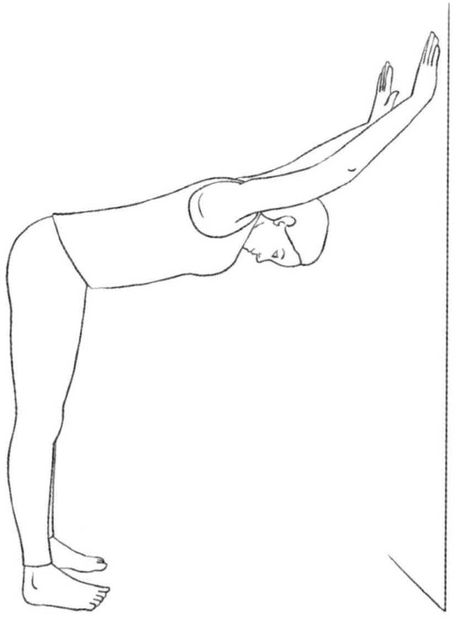

La planche murale

Cette posture a une action sur le méridien du cœur. Pour réaliser cette posture, placez-vous debout face à un mur, pieds à la largeur des hanches. Penchez-vous vers l'avant et placez vos mains contre le mur. Assurez-vous que tous vos doigts sont bien écartés et que vos jambes et votre buste forment un angle à 90 degrés. Maintenez les abdominaux contractés pendant toute la posture. Penchez légèrement la tête vers l'avant pour bien maintenir les mains au-dessus de cette dernière, comme sur le schéma. Si vous en avez besoin, placez les mains plus haut. Maintenez la posture pendant 2 minutes en prenant conscience de votre respiration.

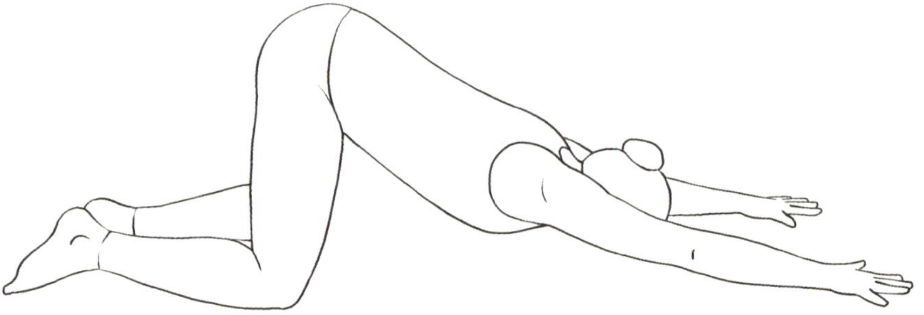

Posture Anahatasana

Cette posture est intéressante, car elle a une action sur les deux méridiens. Pour la réaliser, agenouillez-vous et posez vos fesses sur vos pieds. Penchez-vous vers l'avant pour placer votre front au sol et tendez les mains loin devant vous. Relevez ensuite les fessiers pour réaliser un angle à 90 degrés avec vos jambes. Le front reste au sol. Pendant tout l'étirement, les genoux, les hanches et les épaules sont parallèles. Maintenez la posture 3 à 5 minutes en respirant profondément.

Les rituels de l'été

• Chaque jour, correctement, tu t'hydrateras.

En été, l'hydratation est importante, surtout quand on sait que l'organisme humain est composé de 80 % d'eau et que nous perdons, en temps normal, jusqu'à 2 litres par jour au travers de la respiration, des urines et de la sueur.

Ainsi, pour une hydratation optimale on recommande souvent de boire 30 ml par kilo auxquels s'ajoute l'eau des végétaux consommés dans la journée. On dit aussi qu'il faut ajouter 0,5 litre d'eau par jour pour chaque degré en plus au-delà de 38 °C.

• ***À température ambiante, l'eau tu boiras.***
Eh bien oui ! Car l'eau glacée va moins hydrater que l'eau à température ambiante. Pourquoi ? Car la première chose que le corps va faire en recevant cette eau c'est... la réchauffer ! Il va donc perdre de l'énergie et de l'eau pour l'apporter à la température du corps afin de pouvoir l'assimiler. Donc, pour résumer, au lieu de faire son travail de digestion optimale (digestion et absorption), le corps va dépenser de l'énergie pour sa régulation thermique... et tout cela peut avoir comme résultat une perte d'eau !

• ***De la vitamine D, tu produiras.***
Saviez-vous que la meilleure source de vitamine D est... le soleil ? En effet, il peut combler à lui seul de 80 à 90 % des besoins. Ainsi, pour avoir de belles réserves de vitamine D pour avancer dans l'hiver sans crainte, il est recommandé de vous exposer au moins trois fois par semaine pour une durée minimale de 15 minutes par période d'exposition. Le moment le plus approprié pour l'absorption des rayons UV est de 11 à 14 heures. Évidemment, on ne vous demande pas de rester deux heures à faire la crêpe au soleil à ces heures ! Car il ne faut pas appliquer d'écran solaire... ce qui rend le sujet très sensible chez les dermatologues. Exposez au minimum les mains, les avant-bras et le visage. Évidemment, plus il y a de peau exposée au soleil, plus elle pourra produire de la vitamine D au contact des UV !
Le soleil, c'est comme tout : c'est bon, mais avec modération !

• ***Les écarts de température, tu éviteras.***
Les écarts de température demandent beaucoup d'énergie au corps qui doit s'adapter. Les « chauds-froids » sont souvent la cause de maladies pendant l'été. Si vous souhaitez utiliser un air climatisé, sachez que quelques degrés de moins par rapport à la température extérieure suffisent pour se sentir mieux.

• ***Du repos, tu abuseras.***
Ici aussi, j'enfonce une porte ouverte. En période de grosses chaleurs, on se repose ! En effet, il est normal en cas de chaleur extrême d'avoir un sommeil moins reposant : c'est physiologique. C'est pourquoi je vous suggère de vous reposer en journée et, pour mieux dormir, de prendre une douche froide ou de porter un vêtement mouillé afin d'aider votre corps à se refroidir.

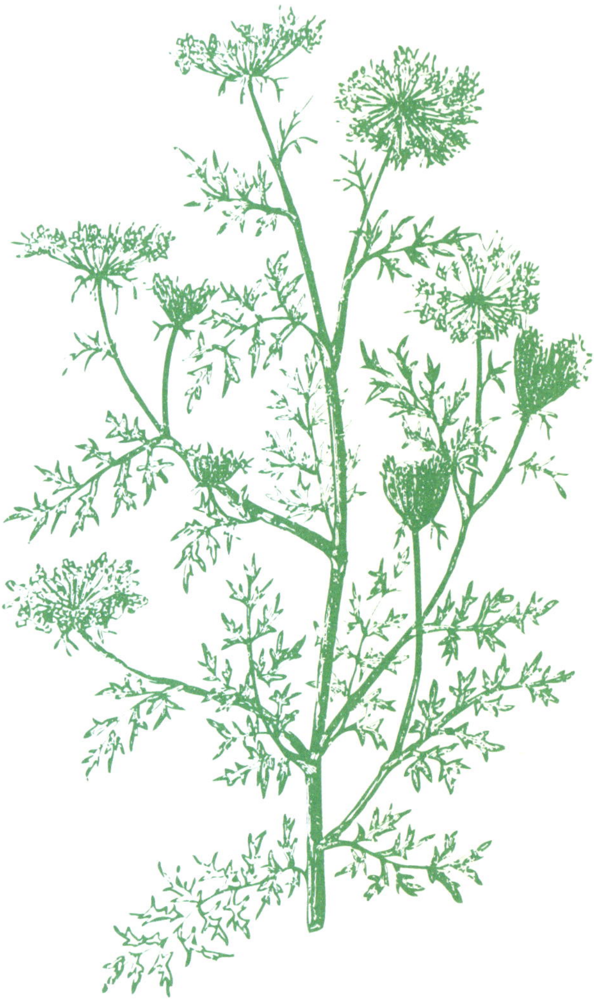

La trousse à pharmacie
DE L'ÉTÉ
Les plantes médicinales

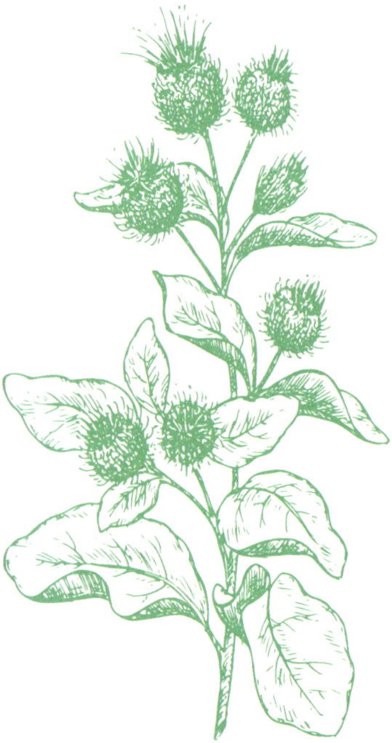

Grande bardane

Nom latin : *Arctium lappa*
Autres noms : bardane, grande bardane
Famille : Astéracées
Description botanique : plante bisannuelle de 80 à 300 cm de hauteur. Sa tige est longue, solide, cannelée, pubescente et ramifiée. Ses feuilles sont en forme de cœur, alternes et pétiolées, vert foncé dessus, gris et très pubescentes dessous ; très grandes la première année – en rosette au sol –, les feuilles basses de la deuxième année sont aussi très grandes. Ses fleurs sont des capitules sphériques de 30 à 45 mm de diamètre, portés au sommet des rameaux, de roses à mauves, couverts d'aigrettes. Ses fruits sont des akènes à aigrettes et elle possède des racines longues, pivotantes, puissantes et charnues la première année, s'enfonçant profondément dans les sols gras et autour des roches.
Habitat : région tempérée jusqu'à 8 000 m d'altitude
Partie(s) utilisée(s) : surtout la racine (interne et externe), mais aussi les feuilles et les graines

Propriétés médicinales

Altérative, glycémiorégulatrice, diurétique (graine), nutritive, anticarcinogène, bifidogène.
Laxative, amère/cholérétique (léger), antibactérienne (feuille), antimutagénique, antivenimeuse, chélatrice (racine fraîche), immunomodulatrice, stomachique, tonique des muqueuses, stimulante lymphatique (très léger), vulnéraire, antihépatotoxique.

Posologie Recommandée

Pour un adulte
(2 à 3 fois par jour)

Tisane /décoction
1 cuillerée à café par tasse

Teinture mère alcoolique
10 à 30 gouttes

Glycéré
20 à 40 gouttes

Quelques usages d'intérêt

TÉGUMENTAIRE :
- Problèmes de peau (eczéma, psoriasis, furoncle, acné, dermatite)
- Chute des cheveux
- Plaies
- Brûlures
- Piqûres d'insectes

ORL :
- Amygdalites
- Rhinites
- Rhume
- Infections de la gorge

DIGESTIF :
- Digestion lente
- Flatulences
- Ulcères
- Douleurs gastro-intestinales

Principes actifs :
- Polysaccharides : inuline (45 % dans la racine), fibres, mucilage
- Minéraux : calcium, phosphore, magnésium, sodium, potassium
- Oligoéléments : fer, zinc, cobalt, manganèse, silicium, alpha-chrome, sélénium
- Vitamines : bêta-carotène (pro-A), thiamine (B1), acide ascorbique

Effets secondaires possibles :
- Dermatite de contact
- Réaction allergique aux Astéracées
- Sécheresse de la bouche, étourdissements, difficulté à uriner, pupilles dilatées, faiblesse

Contre-indications :
- Grossesse et allaitement (sauf usage culinaire)
- Allergie aux Astéracées

Interactions médicamenteuses :
- Anticoagulants
- Insuline

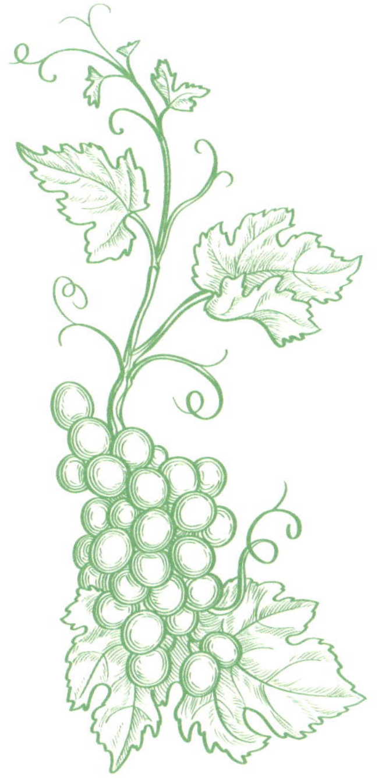

Vigne rouge

Nom latin : *Vitis vinifera*
Famille : Vitacées
Description botanique : il s'agit d'un arbrisseau sarmenteux à tiges grimpantes munies de vrilles. Ses feuilles sont palmatilobées et elle possède de petites fleurs verdâtres, en grappes. Son fruit est une petite baie (raisin).
Habitat : aime les climats doux, tempérés, chauds.
Partie(s) utilisée(s) : feuilles, fruits, graines

Propriétés médicinales

Astringente, tonique veines et capillaires, stimulante circulatoire, antihypertenseur, anti-inflammatoire, antioxydante, hémostatique. Chélatrice, diurétique, antitumorale, chimioprotecteur, hépatoprotectrice, cicatrisante/vulnéraire, laxative.

Posologie Recommandée

Pour un adulte
(2 à 3 fois par jour)

Tisane / décoction
1 cuillerée à café par tasse

Teinture mère alcoolique
10 gouttes

Teinture mère vinaigrée
10 gouttes

Quelques usages d'intérêt

CARDIO-VASCULAIRE :
- Hypertension artérielle
- Jambes lourdes, phlébite
- Varices, couperose
- Hémorroïdes

URINAIRE :
- Infections urinaires
- Énurésie
- Lithiase urinaire

Principes actifs :
- Tanins (dont les OPC [oligomères proanthocyanidoliques])
- Stilbènes (resvératrol)
- Flavonoïdes (oligoproanthocyanidines et quercétine)
- Phénylpropanoïdes et acides phénols
- Acides triterpéniques/triterpènes
- Phytostérols
- Caroténoïdes

Effets secondaires possibles :
- Laxatif si en excès
- Désordres digestifs (inconfort, diarrhée, dyspepsie, bouche sèche)
- Maux de tête
- Désordres musculaires/osseux

Contre-indications :
- Éviter chez les enfants, les femmes enceintes ou allaitantes (trop astringent)
- Ne pas utiliser en cas de troubles hépatiques graves

Interactions médicamenteuses :
- Éviter avec anticoagulants/antiplaquettaires
- Inhibe le L. acidophilus
- Avec la vitamine C : hypertension
- Interaction avec le métabolisme du cytochrome P450 1A2

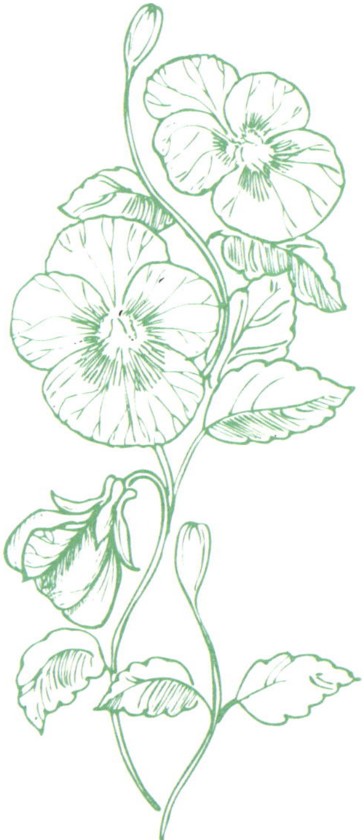

Pensée sauvage

Nom latin : *Viola tricolor*
Famille : Violacées
Description botanique : belle plante herbacée pluriannuelle aux fleurs de couleur violette, pourpre, jaune ou blanche. Elle se développe à partir de rhizomes dans des sols acides et neutres et mesure de 10 à 30 cm de hauteur.
Habitat : plaines montagneuses, on la retrouve aussi dans les régions tempérées et dans les jardins. Elle aime les sols bien drainés et humides.
Partie(s) utilisée(s) : plante entière

Propriétés médicinales

Dépurative, antirhumatismale, diurétique, expectorante, diaphorétique, anti-inflammatoire, cicatrisante, antiseptique, décongestionnante, antispasmodique, antiprurigineuse, antihistaminique.

Posologie Recommandée

Pour un adulte
(2 à 3 fois par jour)

Tisane /décoction
1 cuillerée à café par tasse

Teinture mère alcoolique
5 à 10 gouttes

Teinture mère vinaigrée
5 à 10 gouttes

Quelques usages d'intérêt

TÉGUMENTAIRE :
- Acné
- Eczéma
- Psoriasis
- Plaies
- Blessures
- Éruptions cutanées
- Urticaire

LOCOMOTEUR :
- Rhumatismes
- Goutte
- Arthrite

Principes actifs :
- Tanins
- Caroténoïdes
- Saponines
- Flavonoïdes
- Dérivés salicylés
- Sels minéraux
- Vitamines
- Alcaloïdes
- Mucilages

Effets secondaires possibles :
- Consommée en excès (plus de 3 tasses par jour), on observe des troubles digestifs et des éruptions cutanées
- Mauvaise odeur des urines

Contre-indications :
- Déconseillée aux femmes enceintes allaitantes
- Déconseillée aux enfants de moins de 12 ans

Interactions médicamenteuses :
- Antihypertenseurs diurétiques

Reishi

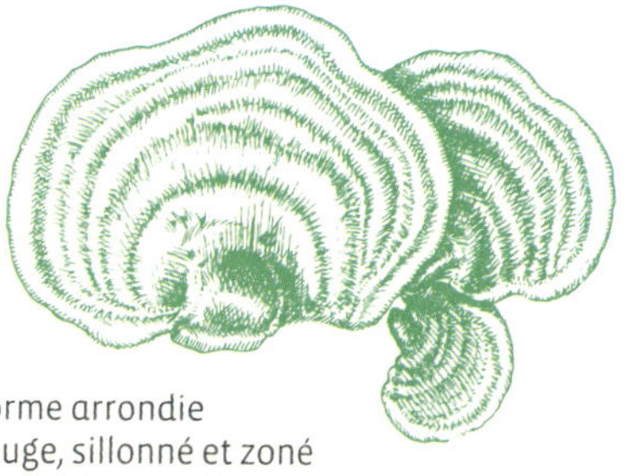

Nom latin : *Ganoderma lucidum*
Famille : Ganodermatacées
Description botanique : chapeau mesurant de 4 à 20 cm. Il est de forme arrondie ou d'une forme comparable à un rein. Il est de couleur jaune puis rouge, sillonné et zoné concentriquement et légèrement ridé radialement. Le reishi est couvert d'une cuticule cornée qui brille comme de la laque. Son pied mesure de 4 à 20 cm et est généralement latéral, noueux, brun-noir et luisant.
Habitat : originaire de Chine, des montagnes lointaines. C'est un champignon ligneux qui croît surtout sur les troncs morts des pruniers (on le retrouve parfois sur les troncs de chênes ou de pruches). Aujourd'hui, il est très rare à l'état sauvage et pousse presque exclusivement en montagne dans des forêts profondes.
Partie(s) utilisée(s) : la chair du champignon

Propriétés médicinales

Tonique immunitaire profond, immunomodulateur, adaptogène, antitumoral, virocide, bactéricide, tonique général, antioxydant, antiallergique, hypocholestérolémiant, hépatoprotecteur, trophorestaurateur hépatique, glycémiorégulateur, antihypertenseur, fluidifiant sanguin, expectorant.

Posologie Recommandée

Pour un adulte
(1 à 3 fois par jour)

Tisane / décoction
0,5 à 3 g par tasse

Teinture mère alcoolique
10 à 50 gouttes

Poudre
2 à 4 g

Quelques usages d'intérêt

IMMUNITAIRE :
- Faiblesse immunitaire
- Dermatite de contact
- Asthme
- Rhinite allergique

NERVEUX :
- Stress, surmenage
- Insomnie
- Troubles de concentration

CARDIO-VASCULAIRE
- Maladie coronarienne
- Arythmie
- Hypercholestérolémie
- Prévient le durcissement des artères
- Diminue la viscosité du sang et du plasma
- Baisse une tension artérielle trop haute sans toutefois diminuer celle qui est trop basse

Principes actifs :
- Polysaccharides (immunostimulants)
- Acides aminés : adénosine
- Acides gras
- Oligoélément : fer
- Vitamines : riboflavonoïdes, acide ascorbique
- Glyco-protéines
- Protéines
- Triterpènes et stéroïdes

Effets secondaires possibles :
- Pas d'effets secondaires rapportés dans la littérature.
- Certains cliniciens ont signalé des troubles digestifs légers et d'occasionnels maux et éruptions cutanées chez les personnes sensibles.

Contre-indications :
- Pas d'effets secondaires rapportés dans la littérature. Cependant, il est préférable de l'éviter chez les personnes transplantées utilisant un immunosuppresseur ou chez les patients atteints de maladies auto-immunes.

Interactions médicamenteuses :
- Attention, comme il a un effet sur le foie, il pourrait avoir un effet sur le métabolisme de certains médicaments, affectant ainsi leur efficacité.
- Augmente les effets de la réserpine et de la chlorpromazine.
- Neutralise les effets de l'amphétamine.
- Parfois avec le Pentobarbital
- Anticoagulants.
- À cause de son effet inhibiteur, il a une action sur la HMG-CoA réductase, et peut potentialiser les effets de la lovastatine et d'autres médicaments à action similaire,
- Les médicaments hypocholestérolémiants.
- Augmente les effets antioxydants du glutathion.

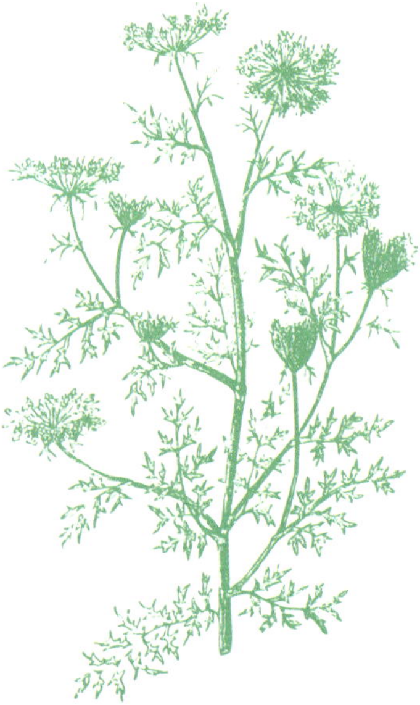

Huile essentielle

Carotte sauvage

Nom latin : *Daucus carota*
Famille : Apiacées
Description botanique : plante herbacée bisannuelle pouvant atteindre 30 à 60 cm de haut. Elle développe une racine blanche à l'odeur caractéristique de carotte. Sa tige solide et ses feuilles sont recouvertes de poils fins. Ses feuilles sont tripennées, finement divisées. Son inflorescence en forme d'ombelles, de couleur légèrement rosée à blanche, se referme au cours des nuits fraîches.
Les fruits, ovales et aplatis, sont des diakènes.
Partie(s) utilisée(s) : semence

Propriétés médicinales

Tonique, stimulante, neurotonique, hypertensive+, dépurative hépatorénale, régénératrice hépatocellulaire, hypocholestérolémiante, anticoagulante légère.

Utilisations possibles

Pour les coups de soleil
Pour les adultes :
1 goutte d'huile essentielle dans 15 gouttes de macérât huileux de carotte en massage sur la zone brûlée 4 à 5 fois par jour.

Pour les cicatrices
Pour les adultes :
1 goutte d'huile essentielle dans 9 gouttes de macérât huileux de calendula en massage sur la cicatrice 3 fois par jour pendant 3 semaines.

Pour réaliser une détox
Pour les adultes :
ingérez 2 gouttes d'huile essentielle dans une cuillerée à café d'huile végétale, 3 fois par jour pendant 3 semaines.

Quelques usages d'intérêt

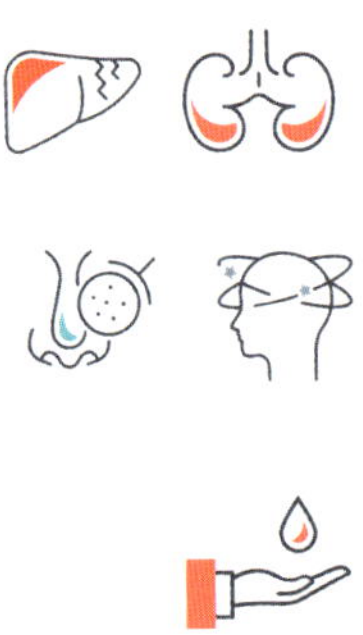

USAGES :
- Petite insuffisance hépatique
- Abcès hépatiques staphylococciques
- Petite insuffisance rénale, cystite
- Eczéma, dartre, furoncle, couperose
- Hypotension
- Dysrégulation thyroïdienne
- Neurasthénie

VOIES DE PRÉDILECTION :
- Orale ++
- Cutanée +++
- Diffusion –
- Bain +

Principes actifs :
- Monoterpènes : Đ et ß-pinène (5 % et 5 %), sabinène (2 %)
- Sesquiterpènes : (-)-daucène (2 %), (-) – ß-bisabolène (10 %), ß-caryophyllène (4 %)
- Monoterpénol : géraniol (0,5 %), linalol (3 %)
- Sesquiterpénols : carotol (50 %) Ester terp. : acétate de géranyle (3 %)
- Phénols méthyl-éthers : asarone
- Composés bifonctionnels : alcool-oxydes daucol (4 %)

Contre-indications et précautions d'emploi :
- Tenir hors de portée des jeunes enfants
- Précautions générales, aucune contre-indication particulière

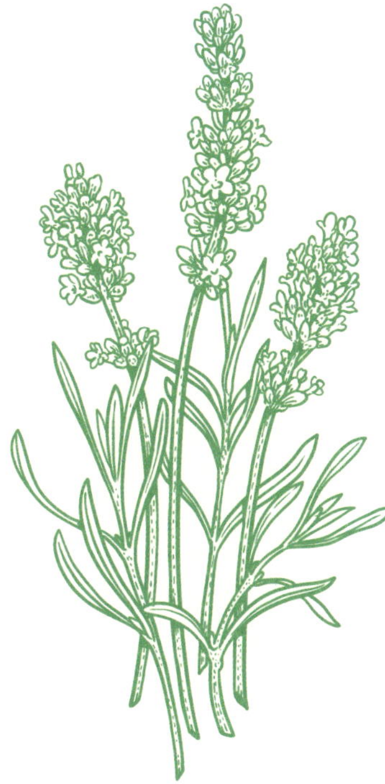

Huile essentielle

Lavande aspic

Nom latin : *Lavandula latifolia*
Famille : Lamiacées
Description botanique : arbrisseau à tige ligneuse et carrée pouvant atteindre 80 cm de haut. Les tiges de la lavande aspic se ramifient en fourches et ses feuilles étroites et linéaires peuvent atteindre 10 cm. Ses inflorescences en épis présentent des petites fleurs violettes caractéristiques de la lavande et des Lamiacées.
Partie(s) utilisée(s) : sommités fleuries

Propriétés médicinales

Anti-inflammatoire, antalgique, cicatrisante, mucolytique, anti-infectieuse, tonifiante générale.

Utilisations possibles

Pour les coups de soleil
Pour les plus de 7 ans :
appliquez 1 goutte d'huile essentielle dans 4 gouttes d'huile végétale en massage sur la zone 2 à 3 fois par jour.

Pour une brûlure
Pour les plus de 7 ans :
appliquez de 1 à 5 gouttes d'huile essentielle pure (le nombre va dépendre de l'étendue) toutes les 15 minutes pendant une heure, puis 3 fois par jour, jusqu'à disparition totale.

Pour les piqûres d'insectes
Pour les plus de 7 ans :
appliquez 1 à 2 gouttes d'huile essentielle pure sur la zone touchée, renouvelez toutes les 15 minutes au besoin.

Quelques usages d'intérêt

USAGES :
- Toutes affections inflammatoires cutanées
- Coupures
- Brûlures
- Dermatites

VOIES DE PRÉDILECTION :
- Cutanée +++
- Diffusion +
- Bain +
- Orale –

Principes actifs :
- Monoterpènes (10 %) : α et β-pinènes (1-4,2 et 1,2-3,5 %), (+)-camphène (0,75-1,75 %), limonène (1-2 %) ;
- Sesquiterpènes « 3 %) : β-caryo- phyllène : 0,3-1,7 %), β-bisabolène : 0,4-1,6 %) ;
- Monoterpénols et alcools non terp. (30 %) : (-)-linalol (2,5-5,5 %), terpinène-1-01-4, α-terpinéol (0,1- 2 %), boméol (1-2,5 %), lavandulol (0,15-1,5 %) ;
- Esters terpéniques (moins de 2 %) : acétate de linalyle (0,1-1,2 %) ;
- Oxydes terpéniques (moins de 35 %) : 1,8-cinéole (25-38 %), caryophyllèneoxyde, cis-ettrans- linaloloxydes (tr.-2,5 et 0,1-1,5 %)
- Cétones terp. (15 %) : (+)-camphre (6-16 %), carvone (0,1-0,5 %)
- Coumarines (tr.-O, 20 %) : coumarine, herniarine.

Contre-indications et précautions d'emploi :
- Tenir hors de portée des jeunes enfants
- Précautions générales
- Attention avec les sujets épileptiques
- Femme enceinte et allaitante
- Enfant de moins de 8 ans
- Peut être allergisante

Fiche santé

Préparer un voyage à l'étranger (zone de turista)

Axes de travail (durée : 2 semaines avant le départ et pendant le séjour)	Objectif médicinal	Recommandations (pour un adulte, dès les premiers symptômes)
Alimentation	Renforcer le système immunitaire	Consommer des aliments pré- et probiotiques.
Nutrithérapie		Cure de probiotiques (minimum 20 milliards de bactéries) Cure de compléments multivitaminés
Herboristerie		Ail en teinture mère : 20 gouttes, 3 fois par jour Boire la tisane pendant tout le trajet.

Axe de travail (durée : 1 semaine après le retour)	Objectif médicinal	Recommandations (pour un adulte, dès les premiers symptômes)
Nutrithérapie	Renforcer le système immunitaire	Cure de probiotiques (minimum 20 milliards de probiotiques) Cure de compléments multivitaminés

Plante antimalaria, l'armoise annuelle (*Artemisia annua*) est une plante traditionnelle de la médecine chinoise, grâce à laquelle Youyou Tu a obtenu un prix Nobel de médecine en 2015 pour avoir démontré l'efficacité de son extrait contre le paludisme.

Fiche santé

Soigner une turista

Axes de travail (durée : 1 semaine)	Objectif médicinal	Recommandations (pour un adulte, dès les premiers symptômes)
Alimentation	Réhydratation	Boire beaucoup
Nutrithérapie	Éliminer les composés toxiques	Charbon actif : 5 gélules 5 f/j
Aromathérapie	Antispasmodique, anti-infectieuse, antivirale, anti-inflammatoire	**Faire préparer les mélanges suivants :** • 30 gouttes d'huile essentielle d'*Origanum compactum* (origan compact) • 30 gouttes d'huile essentielle d'*Ocimum basilicum* (basilic exotique) • 20 gouttes d'huile essentielle de *Mentha x piperita* (menthe poivrée) 30 gouttes d'huile essentielle de *Cymbopogon martinii* (palmarosa) ***Voie orale*** : 5 gouttes du mélange dans une cuillerée à café d'huile végétale, 4 à 7 fois par jour jusqu'à amélioration complète **+** • 30 gouttes d'huile essentielle d'*Ocimum basilicum* (basilic exotique) • 20 gouttes d'huile essentielle de *Mentha x piperita* (menthe poivrée) • 30 gouttes d'huile essentielle de *Cymbopogon martinii* (palmarosa) • 30 gouttes d' *Eucalyptus citriodora* (eucalyptus citronné) ***Voie cutanée*** (en plus de la voie orale) : appliquer en massage sur le bas-ventre 5 gouttes de la préparation mélangée à de l'huile végétale, 4 à 5 fois par jour jusqu'à amélioration complète.

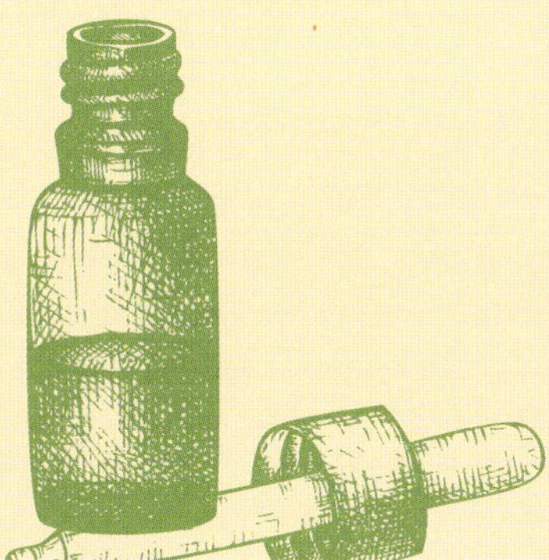

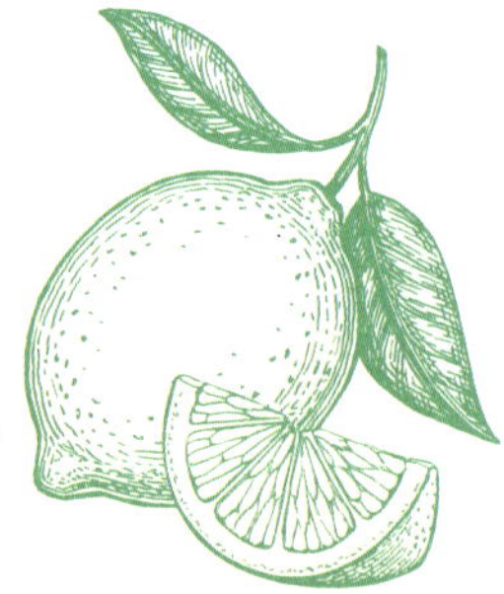

Fiche santé

Calmer le mal des transports

Axes de travail (durée : 1 semaine)	Objectif médicinal	Recommandations (pour un adulte, dès les premiers symptômes)
Alimentation	Éviter d'accentuer la production de mucus	Manger léger avant un déplacement.
Herboristerie	Digestive, antispasmodique	Infuser 1 cm de gingembre et 10 feuilles de menthe dans une tasse d'eau. Transférer dans une gourde et compléter jusqu'en haut. Boire la tisane pendant tout le trajet.
Aromathérapie		***Réaliser le mélange suivant :*** • 10 gouttes d'huile essentielle de *Mentha x piperita* (menthe poivrée) • 10 gouttes d'huile essentielle de *Citrus limonum* zeste (zeste de citron) **Posologie :** prenez une goutte du mélange sur un comprimé neutre et laissez fondre dans la bouche.

Astuce : pour mieux vivre son mal des transports, éviter les odeurs fortes, essayer de trouver de l'air frais et ouvrir les fenêtres...

Fiche santé

Piqûre de moustique

Axes de travail (durée : quelques heures)	Objectif médicinal	Recommandations (pour un adulte en bonne santé, dès les premiers symptômes)
Herboristerie	Apaiser les démangeaisons	Prendre une feuille de bardane, écraser la feuille pour en faire sortir le jus directement sur la piqûre.
Aromathérapie	Apaiser les démangeaisons Cicatrisante cutanée Anti-infectieuse	Déposer 1 goutte d'huile essentielle de lavande aspic directement sur la piqûre. Renouveler toutes les 15 minutes jusqu'à arrêt des démangeaisons.

Fiche santé

Jambes lourdes

Axes de travail (durée : 1 semaine)	Objectif médicinal	Recommandations (pour un adulte en bonne santé, dès les premiers symptômes)
Nutrithérapie	Éviter d'accentuer la vasodilatation	Éviter les excitants, les aliments gras et les fritures.
Herboristerie	Tonifier les veines	Teinture mère alcoolique, 10 gouttes, 3 fois par jour
Autres	Accentuer la vasoconstriction	Passer régulièrement les jambes sous l'eau froide.

Fiche santé

Calmer un coup de soleil

Axe de travail (durée : 1 semaine)	Objectif médicinal	Recommandations (pour un adulte, dès les premiers symptômes)
Herboristerie	Anti-inflammatoire Réparation cutanée	Appliquer le plus souvent possible sur la zone brûlée de l'aloe vera en alternance avec de l'huile de calendula ou de l'huile de millepertuis.

Recette

Huile après-soleil

- 100 ml de macérât huileux de carotte
- 10 gouttes d'huile essentielle de *Pelargonium asperum* (géranium rosat)
- 10 gouttes d'huile essentielle de *Daucus carota* (carotte sauvage)
- 1 flacon à pompe de 100 ml

Mélangez les ingrédients et appliquez sur la peau après exposition.

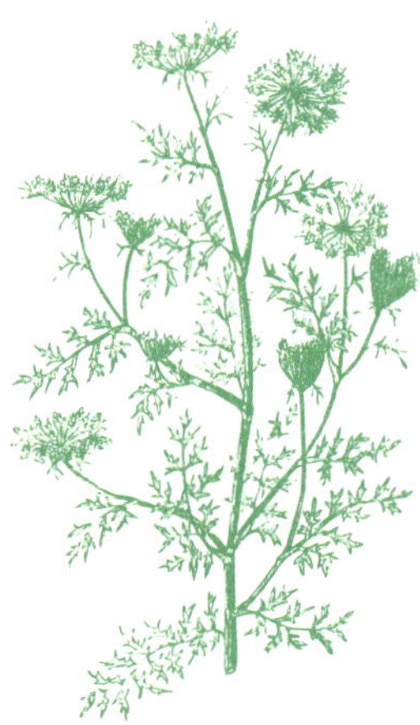

Recette

Kit « SOS-canicule »

- 45 gouttes d'huile essentielle de *Cupressus sempervirens L.* (cyprès)
- 30 gouttes d'huile essentielle de *Mentha* x *piperita* (menthe poivrée)
- 30 gouttes d'huile essentielle de *Lavandula angustifolia* (lavande vraie)

Réalisation d'un bain de pieds :

1. Mélangez 6 gouttes du mélange dans une poignée de sel d'Epsom (il permet de solubiliser les huiles essentielles dans une phase aqueuse).

2. Trempez vos pieds dans de l'eau froide pendant 15 minutes.

Contre-indications L'huile essentielle de cyprès est contre-indiquée en cas de problèmes hormonaux (mastoses, cancers hormono-dépendants).
L'huile essentielle de menthe est contre-indiquée aux personnes souffrant d'asthme et d'épilepsie.

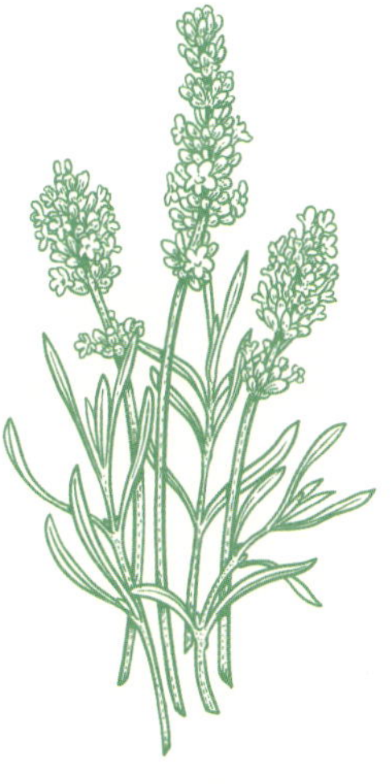

Recette

Synergie jet-lag (éveil)

- 60 gouttes d'huile essentielle de *Cinnamomum verum* (écorce) (cannelier de Ceylan)
- 60 gouttes d'huile essentielle de *Mentha* x *piperita* (menthe poivrée)
- 80 gouttes d'huile essentielle d'*Ocimum basilicum* (basilic exotique)
- 80 gouttes d'huile essentielle de *Citrus limonum* (zeste de citron)

Réalisation d'un bain de pieds :

1. Déposez 2 gouttes du mélange sur un comprimé neutre et laissez fondre en bouche dès votre arrivée.

2. Ingérez le mélange 4 fois par jour, pendant 3 jours entre le réveil et 17 heures.

Cette synergie est interdite aux :

- Enfants
- Femmes enceintes ou allaitantes
- Personne souffrant d'épilepsie, de troubles hépatiques graves ou de problèmes cardio-vasculaires
- Personnes ayant une condition particulière et/ou sous médicament

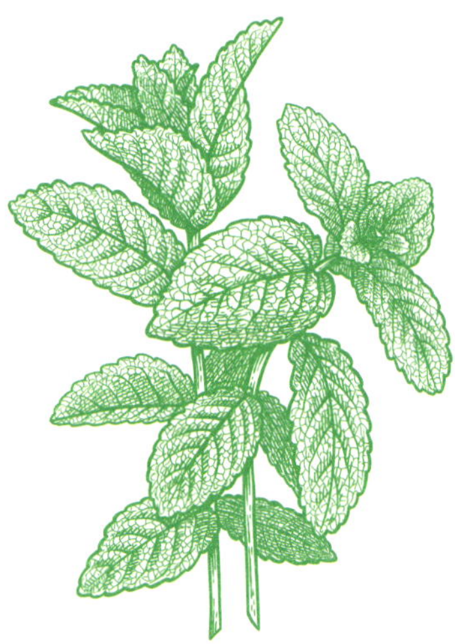

Se préparer à la rentrée

L'été est certes une saison de repos pour le corps, mais il est vite rattrapé par la rentrée. Pour bien se préparer, la naturopathie vous aidera à travailler sur plusieurs points.

Le premier concerne le rythme de vie. Dès le mois d'août, il est bon de reprendre petit à petit le rythme de vie annuel. Pour cela, il faut privilégier en premier lieu le repos, le sommeil et reprendre les bonnes habitudes qui ont été quelque peu oubliées pendant l'été. Commencez par vous **coucher plus tôt** et **réorganisez votre emploi du temps.**

Ensuite, il est bon de commencer à **gérer son stress** ! Eh oui, l'anticipation de la rentrée peut pourrir la fin de vos vacances !

Pour éviter cela :

- **Pratiquez 10 minutes de méditation** le matin au réveil et le soir au coucher pour travailler sur l'instant présent : pas besoin d'anticiper, vous êtes encore en vacances !
- **Faites une cure de reishi** (voir la fiche plante, p. 143).

Vous pouvez les prendre directement en gélules ou consommer 2 g de poudre, 3 fois par jour. Commencez 15 jours avant la reprise.

Astuce détente

Si vous avez accès à une baignoire, offrez-vous un bain chaud avant de vous coucher, plusieurs soirs par semaine, avec quelques gouttes d'huile essentielle de lavande vraie diluées dans un jaune d'œuf pour vous relaxer.

L'automne

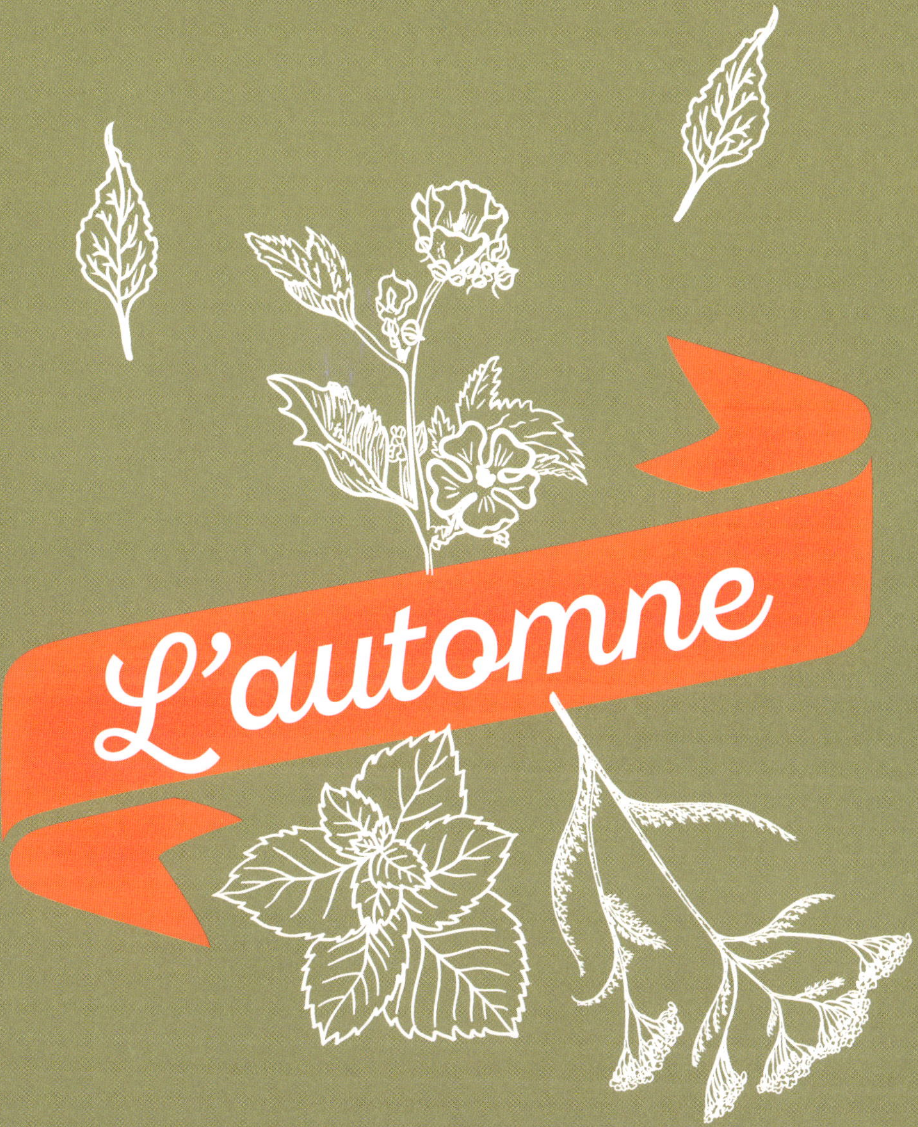

L'automne et ses défis en naturopathie

L'automne est une saison où la nature commence à s'endormir pour laisser place à l'hiver. Tout comme le printemps, c'est un entre-deux. C'est une belle période de transition où les couleurs sont éblouissantes. En cette saison, la vie se prépare à entrer en dormance ; le soleil est toujours présent, mais son intensité diminue, tranquillement. C'est une saison qui laisse petit à petit place au cocooning et à l'introspection. C'est une période importante de transition, donc de nettoyage, qui peut d'ailleurs être difficile pour certaines personnes.
En naturopathie, l'automne est une saison riche en challenges et a pour mission de préparer l'hiver. C'est pour cela que nous allons travailler à soutenir le système pulmonaire, calmer le stress et construire un système immunitaire solide avant l'arrivée du froid.

Une fois entré dans la saison, les défis que la naturopathie va devoir relever sont les suivants :

- Tonifier les poumons
- Réchauffer le corps
- Nettoyer le corps
- Soigner les diverses affections de l'automne
- Préparer l'arrivée de l'hiver en solidifiant le système immunitaire

Pourquoi et comment optimiser son corps

Nous l'avons vu depuis le début de ce livre, l'important est de **maintenir le corps dans son état d'équilibre** (homéostasie). C'est pourquoi, avant l'arrivée de l'hiver, il est important de lui donner toutes les clés pour pouvoir supporter cette transition de température et de luminosité saisonnière qui est une véritable source de déprime.

Prendre soin de ses poumons

Nous le verrons plus tard, mais cette saison met à l'honneur les poumons. L'être humain possède deux poumons (gauche et droit) reliés aux voies aériennes supérieures par ce que l'on appelle la trachée. Le poumon gauche est composé de deux lobes alors que le poumon droit est composé de trois lobes. La trachée, quant à elle, se sépare en deux bronches. Chacune des bronches se dirige vers un poumon. Ces dernières se divisent pour former les bronchioles, les conduits alvéolaires puis les alvéoles.

Structure des poumons

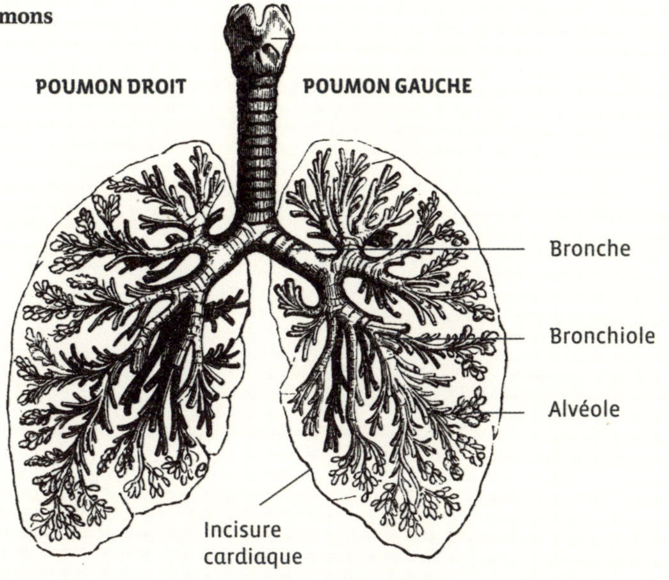

Les poumons ont pour rôle principal de réaliser les **échanges gazeux entre l'air et le corps**. Ces échanges se font en 0,75 seconde entre les alvéoles et les capillaires sanguins, et sont possibles grâce à une différence de pression entre le dioxyde de carbone et l'oxygène. La surface totale des échanges gazeux présente dans les poumons est d'environ 130 mètres carrés !

Les poumons ont un autre rôle : ils participent activement à la régulation du métabolisme acido-basique et à **la filtration du sang.**

Le saviez-vous ?

La régulation de la respiration est corrélée à la quantité de dioxyde de carbone présente dans le sang. C'est un phénomène 100 % autonome qui permet de traiter au repos environ 4 litres d'air et 5 litres de sang par minute. Comme j'aime à le dire, heureusement que nous ne devons pas penser à respirer, car beaucoup d'entre nous seraient morts (et moi le premier !).

Point important (surtout avec l'arrivée de la saison fraîche) : les voies aériennes supérieures ont pour mission de **réchauffer l'air provenant de l'extérieur** pour qu'il arrive à 37 °C aux poumons (c'est pour cela qu'il faut toujours respirer par le nez en hiver). Leur second rôle est de **filtrer et d'éliminer les bactéries.**

Voilà pourquoi il est important d'optimiser le fonctionnement des poumons : ils pourront ainsi mieux servir de barrière de protection pour l'organisme. C'est tout le défi de l'automne.

Prendre soin de son immunité

Le système immunitaire, nous en parlons depuis le début… et à juste titre ! Il correspond à notre armée intérieure : elle est capable de faire la distinction entre ce qui appartient à notre corps (le « soi ») et ce qui ne lui appartient pas (le « non-soi ») comme des bactéries, des virus, etc. Pour lui permettre de faire cette distinction, chaque cellule du corps humain possède une sorte de code-barres spécifique à chaque individu. C'est grâce à ce code que le système immunitaire ne s'attaque qu'aux corps étrangers (quand le corps s'attaque lui-même, on parle alors de maladie auto-immune).
Ce système possède différentes cellules de défense. L'ensemble de ces cellules provient de précurseurs que l'on retrouve dans la moelle osseuse : les cellules-souches myéloïdes et lymphoïdes.

On distingue deux types de défenses du système immunitaire :

- **La défense non spécifique** : ce sont des structures qui ne nécessitent aucune dépendance à une exposition préalable ni aucun processus de reconnaissance de l'agent intrusif. On retrouve ici la peau, les muqueuses, certaines protéines, certaines cellules (cellules tueuses NK, neutrophiles, macrophages), la fièvre et l'inflammation.
- **La défense spécifique** : c'est l'ultime étape de la lutte antipathogène ! Elle résulte de la fabrication d'anticorps spécifiquement fabriqués pour combattre un agent pathogène défini. C'est un mécanisme très complexe dans lequel on retrouve certaines cellules comme les lymphocytes B, T8, T4, les plasmocytes, les antigènes, etc.

Évidemment, ce n'est qu'un survol ! Ce qu'il est important de retenir, c'est qu'il s'agit d'une armée organisée, au fonctionnement complexe, qui a besoin d'être opérationnelle pour maintenir la bonne protection de l'organisme.

Nettoyer ses émonctoires

L'automne correspond à la saison du « nettoyage » en naturopathie. C'est pourquoi il est bon de prendre quelques jours pour faire une cure détox et soutenir les émonctoires (il s'agit des organes d'élimination, d'excrétion des déchets organiques).

Parmi ces organes, on va retrouver :

- Le **foie** et la **vésicule biliaire** qui élimine les déchets par la bile
- Les **reins** qui filtrent le sang et rejettent les déchets sous forme d'urine
- Les **intestins** qui éliminent les déchets solides

Mais aussi, dans une moindre mesure :

- La **peau** qui élimine les déchets via les **glandes sébacées** (qui sécrètent le sébum) et les **glandes sudoripares** (qui produisent la sueur)
- Les **poumons** qui éliminent principalement des gaz

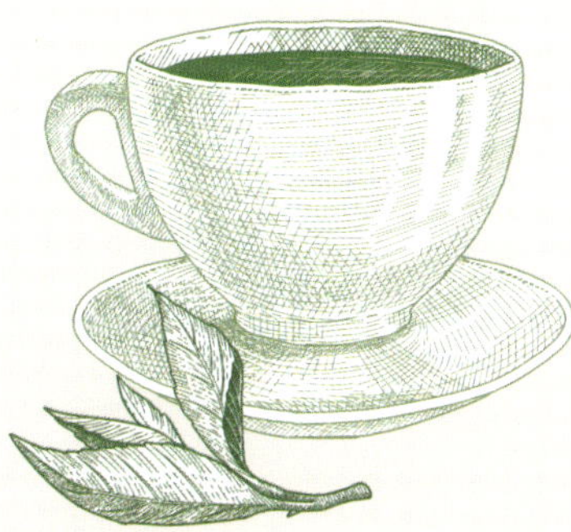

L'alimentation de l'automne

Les nutriments à privilégier en automne

Quelques nutriments pour le système respiratoire :

Vitamine A et caroténoïdes

Renforcent la résistance à l'infection, cicatrisent les lésions des muqueuses respiratoires.

• **Sources** : *bêtacarotènes* : carotte, citrouille, patate douce, abricot, pêche ; *lycopène* : (pâte de) tomate, melon d'eau, jus de goyave ; *rétinol* : foie, anguille, thon rouge, huile de foie de morue, beurre, œuf, poissons gras, fromage ; *provitamine A* : ail, piment de Cayenne

Vitamine B5

Action antiallergique et antistress, soutient l'immunité contre les infections.

• **Sources** : shiitaké, jaune d'œuf, levure de bière, graines de tournesol, graines de sésame, abricot sec, varech, levure de bière

Vitamine C

Antihistaminique, anti-infectieuse, contribue à prévenir la bronchite, protège contre l'asthme d'effort et renforce l'étanchéité des muqueuses des voies respiratoires.

• **Sources** : ciboulette, goyave, poivron jaune, litchi, cassis, thym, persil, kiwi, mangue, papaye, goyave, agrumes, fraise, brocoli, acérola

Magnésium

Agit comme bronchodilatateur, soulage la congestion et l'étouffement de l'asthmatique, facilite l'expulsion du mucus.

• **Sources** : ciboulette, menthe verte, graines de courge, poudre de cacao, aneth, céleri, sauge, basilic, fenouil, sarriette, noix du Brésil, persil, moutarde jaune, graines de tournesol

Nous y ajouterons les nutriments bénéfiques pour le système immunitaire et pour le système digestif (voir les tableaux p. 44 à 46 et p. 42 à 44).

Les aliments à l'honneur et leur préparation

En médecine traditionnelle chinoise, l'automne commence le 23 septembre et se termine le 7 novembre. Cette saison est associée au méridien du poumon et du gros intestin.

Les aliments les mieux adaptés à cette période de l'année auront une action sur les poumons, organes qui sont à leur apogée énergétique à cette période. Ainsi, en plus des règles alimentaires « de base » que nous avons vues précédemment dans ce livre, on mettra plus l'accent sur les aliments ayant une saveur piquante voire amère, de couleur blanche.

La cuisson à privilégier est longue, en sauce, en papillotes ou à l'étouffée. La cuisson à la vapeur douce pourra être faite en association avec des plantes aromatiques.

Pourquoi le piquant ?

Cette saveur est expectorante, c'est-à-dire qu'elle aide le corps à éliminer les liquides et les produits formés dans les voies respiratoires. Cette saveur permet d'apporter l'énergie et les liquides comme la transpiration à la surface du corps. Il faudra faire attention à ne pas la consommer en excès, au risque de dispersion de l'énergie : tout est une question d'équilibre, il est bon de le rappeler !

Ainsi, à l'automne, il sera bon de privilégier :

- Certains **légumes** comme les navets, les radis, les carottes, les poireaux, le chou-rave, le salsifis, le panais
- Certains **fruits** comme la poire, la pomme, la châtaigne
- Certains **oléagineux** comme les noix
- Certaines **épices** comme la cannelle, le gingembre, le piment de Cayenne, le poivre noir, la muscade
- Les **viandes** et **poissons blancs** comme l'oie, le canard, la sole
- Certaines **céréales** complètes sans gluten et avec modération comme le millet et l'igname

Mode de vie automnal

Des étirements saisonniers

À l'automne, plus que pendant les autres saisons, le mouvement est important. En effet, la pratique d'une activité physique, régulière et sans excès, aurait une action positive sur le système immunitaire. Comme nous essayons en cette saison de bâtir une immunité solide pour l'arrivée de l'hiver, c'est le moment de se lancer. Il est bon d'en profiter pour étirer les chaînes musculaires en lien avec les deux méridiens à l'honneur en automne : gros intestin et poumon.

• **Le méridien du poumon** débute son trajet sur la poitrine, à l'angle externe et supérieur du muscle pectoral entre la seconde et la 3e côte. Il remonte ensuite sous la clavicule, au niveau du bord du muscle deltoïde. Il passe ensuite sur la face avant de ce muscle et pénètre le biceps et le triceps jusqu'à atteindre le plus externe du cou. Il longe ensuite le radius jusqu'au poignet et jusqu'au pouce pour rejoindre le coin externe de son ongle.

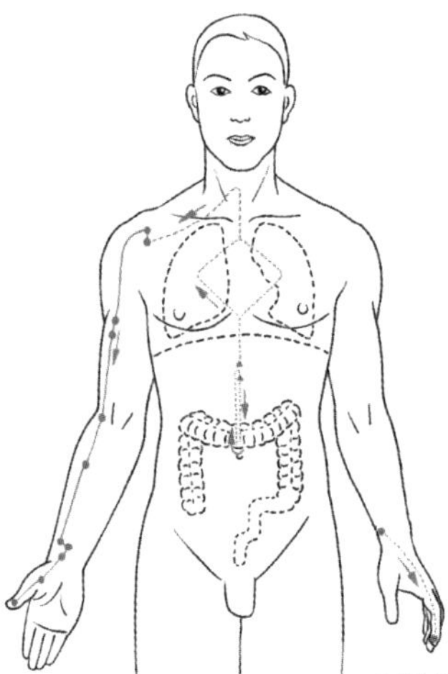

Méridien du poumon

• **Le méridien du gros intestin** commence à l'extrémité de l'ongle de l'index, du côté du pouce. Il monte le long du bord de l'index jusqu'au poignet et poursuit sa course jusqu'au coude. Il remonte le bras jusqu'à la face supérieure de l'épaule au niveau de l'articulation de la clavicule. Il poursuit son chemin jusqu'à la mâchoire, pour finir au niveau du nez.

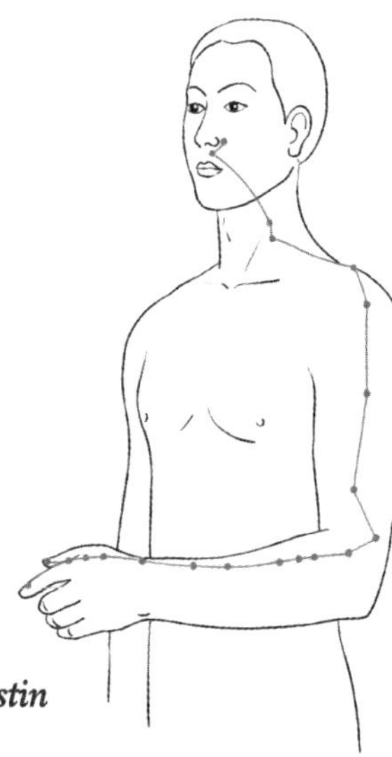

Méridien du gros intestin

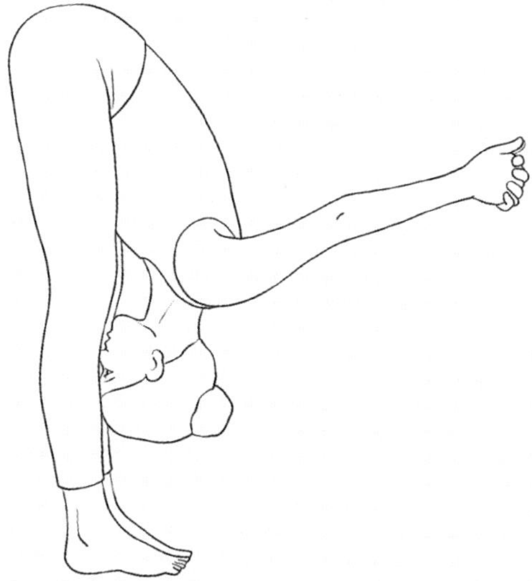

Posture de la cigogne

Cette posture de yoga, aussi nommée Uttanâsana, a l'avantage de travailler sur les méridiens du poumon et du gros intestin en même temps. C'est la posture reine de l'automne.

Commencez en position debout, pieds bien ancrés au sol et écartés à la largeur des épaules. Placez vos bras derrière votre dos et entrelacez vos doigts. La paume est vers le ciel et vos pouces sont collés aux fessiers. Prenez quelques respirations conscientes puis basculez le buste vers l'avant, relâchez la tête, en la rapprochant le plus possible de vos jambes, et laissez les bras basculer vers l'avant avec l'intention de les faire aller le plus loin possible (sans vous faire mal).

Gardez un certain tonus musculaire tout en laissant la détente s'installer pendant quelques longues respirations. Pratiquez cette posture 1 à 2 minutes par jour pendant 5 jours minimum pour bénéficier de ses propriétés.

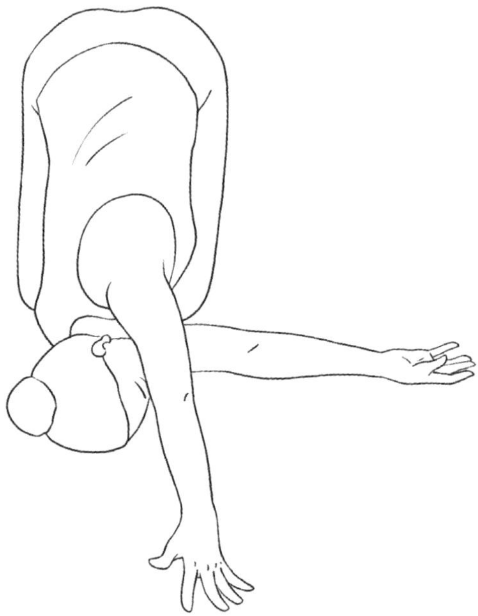

Posture du chas de l'aiguille

Autre posture adaptée à la saison : celle du chas de l'aiguille. Pour réaliser cette posture, mettez-vous à genoux, les mains au sol. Penchez-vous ensuite lentement vers l'avant les bras tendus. Veillez à faire un bel angle à 90 degrés avec vos genoux pour créer une belle ligne droite entre ces derniers et vos hanches.

Ensuite, faites délicatement glisser le bras gauche sous le bras droit, en posant votre tête au sol. Gardez le bras gauche bien droit et essayez de l'étirer le plus loin possible. Au besoin, reposez votre tête sur un oreiller.

Gardez la posture 2 à 3 minutes avec de longues respirations, puis revenez en position initiale et changez délicatement de côté pour 2 à 3 minutes.

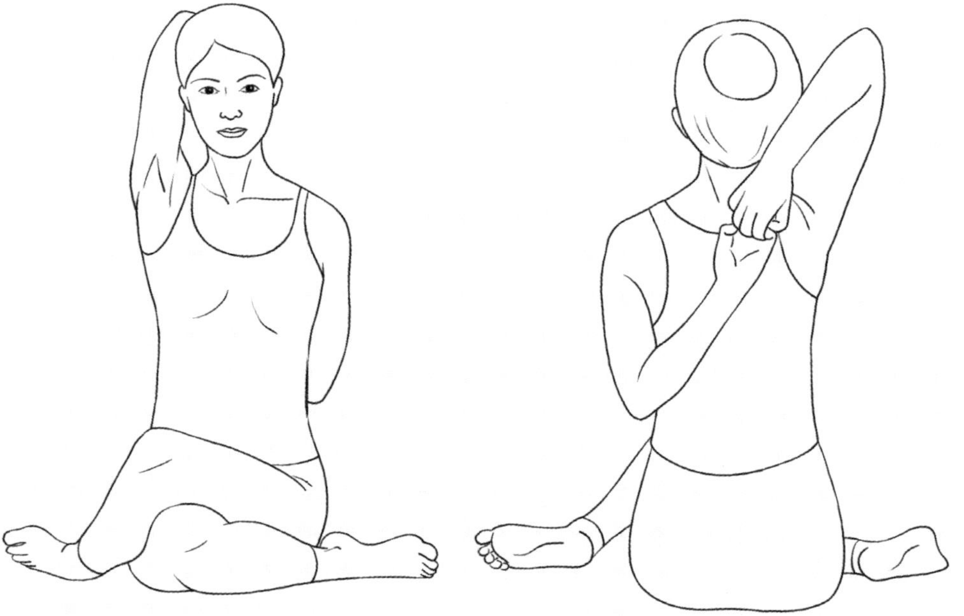

Posture de la tête de vache

Encore une posture intéressante en cette saison, car elle travaille sur le méridien du gros intestin. Pour débuter la posture, asseyez-vous sur le sol, les jambes tendues devant vous. Pliez ensuite les genoux.

Glissez votre pied gauche sous le genou droit vers l'extérieur de la hanche droite, puis posez votre jambe droite sur la gauche et le pied droit à l'extérieur de la hanche gauche. Les deux pieds sont maintenant proches des hanches et les genoux sont l'un sur l'autre. Passez ensuite le bras gauche derrière la tête, la main gauche doit se retrouver derrière la nuque. Passez votre bras droit derrière votre dos pour que votre main droite puisse agripper votre main gauche. Si vous n'arrivez pas à attraper vos mains, utilisez une sangle.

Maintenez la position pendant 1 minute, le buste vers l'avant. Une fois le temps écoulé, détachez les mains et redressez les jambes.

Recommencez la posture en inversant la position des mains et des jambes, puis relaxez-vous.

Les rituels de l'automne

En automne, la luminosité diminue et c'est souvent à cette période que le moral commence à chuter. Certains rituels peuvent être mis en place pour pallier ce phénomène.

• ***Des pauses, tu feras.***
En cette période, il faut savoir prendre soin de soi pour être plus disponible aux autres. Libérez-vous de ce qui n'est pas primordial et programmez des moments rien que pour vous (notez-les dans votre agenda)! Profitez-en pour prendre des bains, lire, faire du yoga ou vous offrir un massage.

• ***De la luminothérapie, tu feras.***
La luminothérapie est une technique qui consiste à s'exposer à une lumière artificielle à large spectre qui imite celle du soleil et aide à lutter contre la dépression saisonnière.
Ce syndrome apparaît généralement à l'automne, avec la diminution de la luminosité. Pratiquer cette méthode quotidiennement aura des effets bénéfiques sur votre moral, votre sommeil et donc... votre immunité!

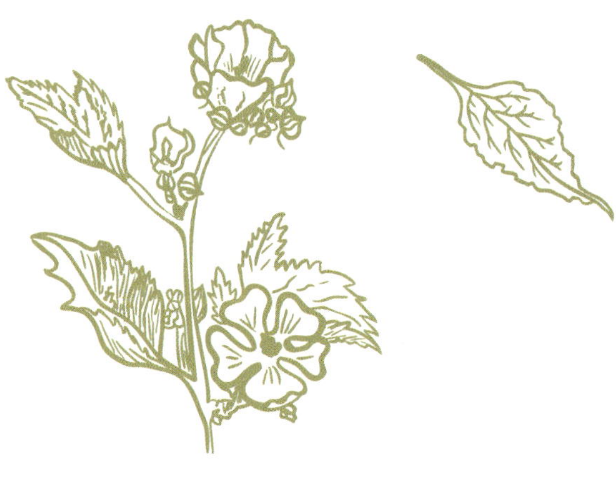

• ***Des exercices de respiration, tu pratiqueras.***
Comme les poumons sont à l'honneur en cette saison, on va les stimuler. Respirez ! Pratiquez régulièrement des exercices de respiration, faites de la natation ou des joggings. Ces exercices seront parfaits en cette saison et, quand cela est possible, faites-les dans la nature !

• ***Des huiles essentielles, tu diffuseras.***
Fini la déprime ! En cas de coup de mou : diffusez de l'huile essentielle de zeste de citron, qui possède un parfum tonique et vivifiant, parfait pour lutter contre la morosité et la déprime. En plus, elle sera idéale pour désinfecter l'air et protéger vos poumons.
Mélangez : 40 gouttes d'huile essentielle de *Citrus limonum* (zeste de citron) et 30 gouttes d'huile essentielle de *Citrus* x *paradisi* (pamplemousse). Placez 10 gouttes du mélange dans un diffuseur et diffusez 15 minutes quand vous en avez besoin.

• ***Une cure détox, tu engageras.***
Tout comme le printemps, l'automne est une saison propice à la réalisation d'une cure détox.
Après les écarts de l'été et l'intensité de l'hiver, c'est le temps de réaliser un petit « nettoyage » pour renforcer votre corps avant la saison froide !

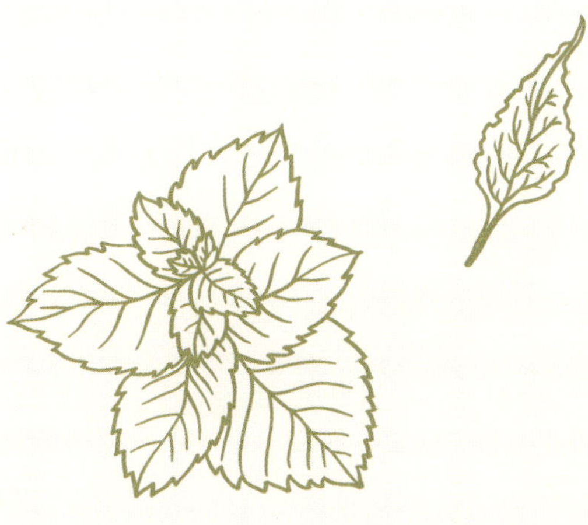

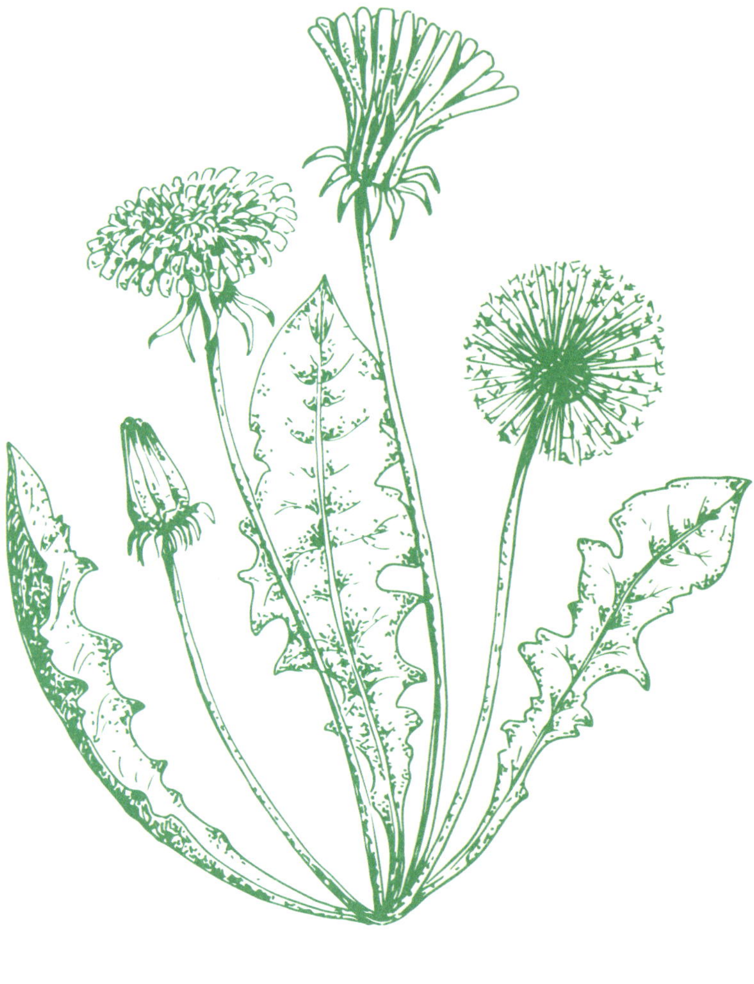

La trousse à pharmacie DE L'AUTOMNE

Les plantes médicinales

Astragale

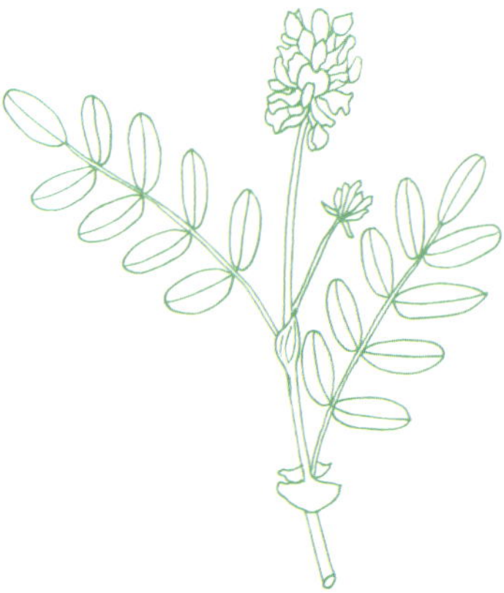

Nom latin : *Astragalus membranaceus*
Famille : Fabacées
Description botanique : plante ressemblant à un arbuste, de 40 cm à 2 m de hauteur. Racine primaire : charnue, épaisse, fibreuse. Elle possède aussi des racines latérales et des tiges poilues, des feuilles pennées multifoliées, des fleurs en clochettes mauves, blanches ou beiges, et des fruits en gousses vertes de 1 à 2 cm.
Habitat : originaire du nord de l'Asie (Mongolie, Chine), on la trouve près des rivages, des estuaires, des forêts de pins, dans les sols bien drainés et sableux.
Partie(s) utilisée(s) : racine

Propriétés médicinales

Adaptogène, tonique générale supérieure, tonique immunitaire profonde, anticancéreuse/tumorale, antivirale/microbienne, immunostimulante/immunomodulante, cardiotonique, antioxydante, radioprotectrice, hépatoprotectrice, cardioprotectrice, tonique pulmonaire, diurétique légère, hypolipidémiante, fibrinolytique, vasodilatatrice.

Posologie Recommandée

Pour un adulte
(2 à 3 fois par jour)

Tisane /décoction
1 cuillerée à café par tasse

Teinture mère alcoolique
5 à 10 gouttes

Teinture mère vinaigrée
7 à 10 gouttes

Glycéré
10 à 40 gouttes

Quelques usages d'intérêt

IMMUNITAIRE :
- Fatigue, faiblesse, asthénie
- Infections récurrentes ou chroniques
- Allergies
- Fibromyalgie
- Herpès, lupus, zona
- VIH, sida
- Cancer

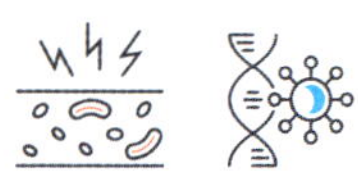

HORMONAL :
- Stress
- Fatigue/épuisement
- Ménopause
- Sudation excessive (sans fièvre) due à la fatigue

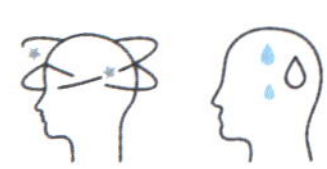

Principes actifs :
- Saponines (astragalosides, astramembranine)
- Polysaccharides
- Flavonoïdes/isoflavonoïdes
- Acides phénols
- Minéraux, oligo-éléments

Effets secondaires possibles :
- Immunosuppression à très forte dose
- Certains astragales contiennent du sélénium (mais pas la *membranaceus*), qui en surdose peut être toxique pour le système nerveux

Contre-indications :
- Transplantation d'organes, infections aiguës avec excès de chaleur
- Possiblement maladies auto-immunes
- Grossesse et allaitement : éviter durant le dernier trimestre de grossesse en usage prolongé parce qu'elle est diurétique et pourrait diminuer le volume du liquide amniotique

Interactions médicamenteuses :
- Tous les immunosuppresseurs y compris la cortisone (interaction négative).
- Augmente l'action des interférons 1 et 2 utilisés en cas de cervicite virale et de plusieurs chimiothérapies, dont 5-FU (5-fluorouracile)
- Acyclovir (augmente l'effet)
- Anticoagulants (risque de saignements)

Chardon béni

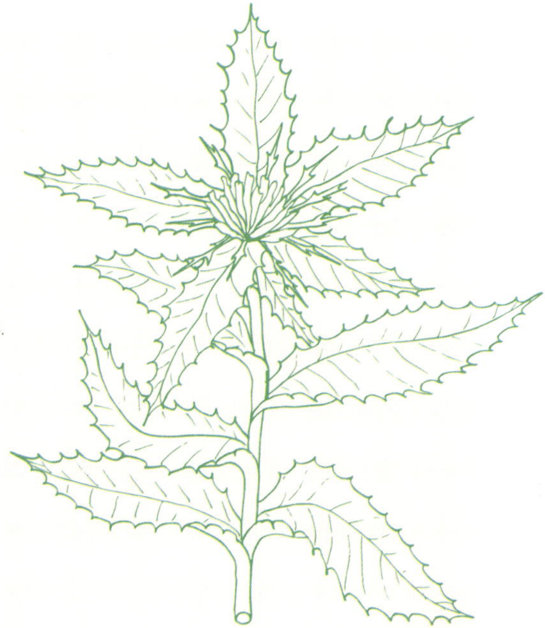

Nom latin : *Cnicus benedictus*
Famille : Astéracées
Description botanique : plante de 50 à 60 cm aux feuilles très dentelées, épineuses, velues. Sa tige poilue est robuste, rouge vin et ses fleurs sont de gros boutons jaunes entourés de bractées épineuses. Les racines sont charnues.
Habitat : elle aime les sols secs, bien drainés, légers.
Partie(s) utilisée(s) : feuilles, fleurs et racines

Propriétés médicinales

Tonique amer, digestif/eupeptique, cholagogue, sialagogue, fébrifuge/sudorifique, antimicrobien/antibiotique, diurétique, dépuratif/altératif, antitumoral, galactagogue, proœstrogénique, cicatrisant.

Posologie Recommandée

Pour un adulte

(1 à 3 fois par jour)

Tisane / décoction
1 cuillerée à café par tasse

Teinture mère alcoolique
30 gouttes

Teinture mère vinaigrée
30 gouttes

Quelques usages d'intérêt

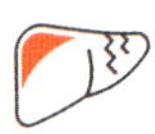

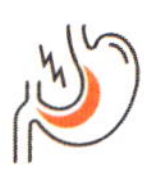

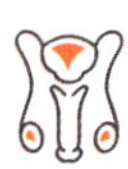

DIGESTIF :
- Foie lent et engorgé
- Indigestion ou digestion lente
- Nausée
- Gaz, ballonnements
- Inappétence

TÉGUMENTAIRE :
- Cycle menstruel déréglé (retard)
- Syndrome prémenstruel, ménopause (conjointement à des problèmes digestifs)

Principes actifs :
- Lactones sesquiterpéniques (cnicine)
- Lignanes
- Huiles essentielles
- Flavonoïdes
- Tanins
- Acides triterpéniques
- Minéraux, oligo-éléments, vitamines

Effets secondaires possibles :
- Si haute dose (plus de 5 gr/tasse) : risque d'irritation gastrique et vomissements

Contre-indications :
- Grossesse
- Irritation du tube digestif
- Hyperacidité et hypersécrétion gastrique
- Reflux gastrique
- Ulcères
- Allergie connue aux Astéracées

Interactions médicamenteuses :
- Médicaments antiacides
- Antagonistes des récepteurs de l'histamine
- Inhibiteurs de la pompe à protons
- Antiulcéreux

Pissenlit

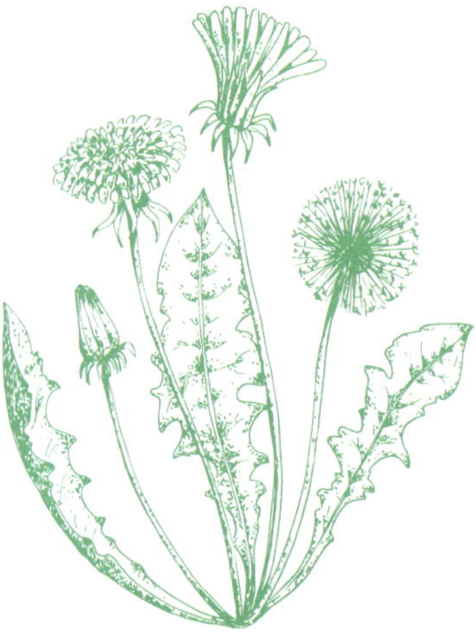

Nom latin : *Taraxacum officinale*
Famille : Astéracées
Description botanique : plante pouvant mesurer jusqu'à 50 cm de haut aux feuilles dentées, simples, lancéolées ou oblongues, parfois rouges/brunes à la base. Elles sortent directement de la terre et développent la hampe florale. Fleurs en capitule jaune doré (jusqu'à 200 fleurs hermaphrodites par capitule). Fruits portés par des aigrettes volantes. Racine double : l'une en rhizome et l'autre pivotante, plus profonde.
Habitat : pousse partout (très adaptable), sauf en région très chaude.
Partie(s) utilisée(s) : toutes, mais surtout feuilles et racines

Propriétés médicinales

Racine : tonique amer doux, draineur foie/reins, cholérétique/cholagogue, eupeptique, digestif/apéritif, nutritif, antilithiasique (biliaire + rénal), diurétique volumétrique et azoturique.
Glycémiorégulateur, galactagogue, antihypertenseur, immunostimulant, anti-inflammatoire.
Feuille : action plus urinaire que les racines : diurétique, minéralisante, antilithiasique.

Posologie Recommandée

Pour un adulte
(2 à 3 fois par jour)

Tisane/décoction
1 cuillerée à café par tasse

Teinture mère alcoolique
10 à 30 gouttes

Teinture mère vinaigrée
10 à 30 gouttes

Glycéré
30 à 60 gouttes

Quelques usages d'intérêt

URINAIRE :
- Lithiases
- Infection urinaire (en synergie avec un antibiotique)
- Insuffisance urinaire
- Œdème, rétention d'eau

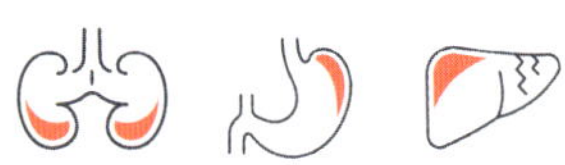

DIGESTIF :
- Foie lent et engorgé, congestion biliaire
- Manque d'appétit, indigestion
- Flatulences
- Diabète de type 2 (pas trop avancé)
- Hépatite, jaunisse
- Calculs biliaires

Principes actifs :
- Glucides (polysaccharides, inuline, mucilages, pectine, fibres, fructose, inositol, manitol)
- Lactones sesquiterpéniques (taraxacoside, taraxacine)
- Triterpènes (taraxasol)
- Phytostérols
- Vitamines, minéraux, oligoéléments, phospholipides, acides phénols, acide chlorogénique, tanins

Effets secondaires possibles :
- Réaction allergique aux Astéracées
- Maux d'estomac, vomissements (chez personnes sensibles)

Contre-indications :
- Occlusion de canaux biliaires (par calculs)
- Cancer du pancréas
- Estomac sensible, à jeun
- Maladies hépatiques sévères
- Allergie aux Astéracées

Interactions médicamenteuses :
- Médicaments métabolisés par le CYP1A2 (inhibiteur)
- Tylénol, œstrogènes, anovulants
- Médicaments agissant sur la ß-glucuronidase
- Médicaments à haute teneur en potassium
- Antibiotiques à quinolones
- Bloquants de H2, antiacides
- Médicaments pour diabète
- Antihypertenseurs, diurétiques

Souci

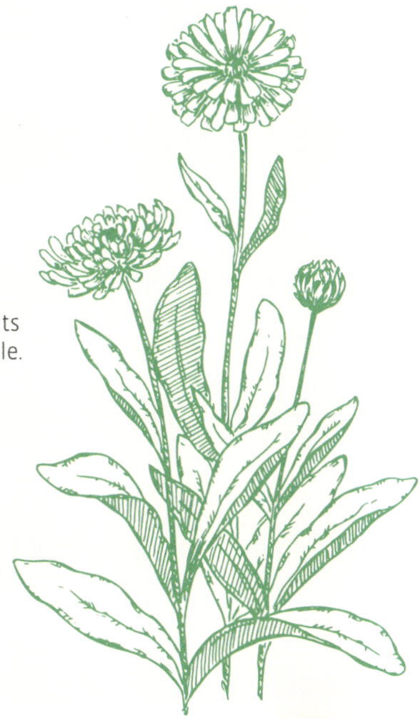

Nom latin : *Calendula officinalis*
Famille : Astéracées
Description botanique : pourvu d'une tige allongée duveteuse, terminée par une fleur à la couleur très vive, jaune orangé, de 3 à 7 cm. Les tiges sont rameuses, anguleuses et velues et les rameaux sont couchés ou dressés. Les feuilles sont alternes, sessiles, oblongues et spatulées et embrassent très légèrement la tige. Les fruits sont des akènes de types différents suivant leur position sur le capitule.
Habitat : on le retrouve dans les sols neutres.
Partie(s) utilisée(s) : fleurs

Propriétés médicinales

Vulnéraire ++, décongestionnante lymphatique, altérative, antiseptique, fongicide, virocide, bactéricide.
Émolliente, anti-inflammatoire, emménagogue léger, œstrogénique, astringente, cholagogue (très doux), diaphorétique, amer (très faiblement), styptique.

Posologie Recommandée

Pour un adulte
(2 à 3 fois par jour)

Tisane/décoction
1 cuillerée à café par tasse

Teinture mère alcoolique
5 à 10 gouttes

Teinture mère vinaigrée
7 à 10 gouttes

Glycéré
10 à 30 gouttes

Quelques usages d'intérêt

DIGESTIF :
- Foie engorgé
- Digestion difficile
- Ulcères de l'estomac
- Candidose

PEAU :
- Tissus irrités
- Inflammations
- Brûlures
- Ulcères
- Eczéma
- Acné

CIRCULATOIRE :
- Hypertension
- Artériosclérose
- Varices
- Mauvaise circulation

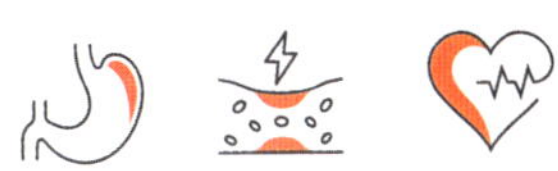

Principes actifs :
- Caroténoïdes : lutéine, flavoxanthine, lycopène, rubixanthine
- Flavonoïdes : kaempférol, quercétine, isorhamnétine, tocoférol
- Stérol (effet œstrogénique)
- Principe amer
- Saponines triterpénoïdes
- Esters triterpénoïdes, polysaccharides : mucilage
- Acides : salicylique, palmitique et malique
- Huiles essentielles (antibactériennes)

Effets secondaires possibles :
- Possible réaction allergique en interne ou externe, généralement en cas d'allergie aux Astéracées

Contre-indications :
- Grossesse et allaitement

Interactions médicamenteuses :
- Antidépresseurs

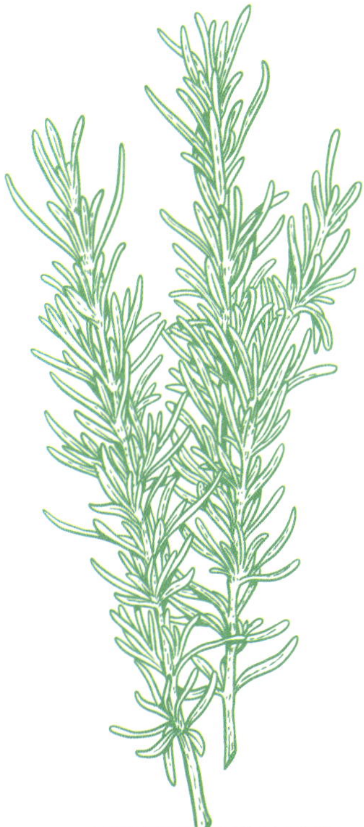

Romarin

Nom latin : *Rosmarinus officinalis*
Famille : Lamiacées
Description botanique : arbuste dense de 60 à 120 cm de haut aux tiges pâles et ligneuses et aux racines ligneuses, fermement implantées. Ses feuilles sont vert foncé en forme d'aiguilles, petites, étroites et chargées d'huiles essentielles. Les fleurs sont discrètes, blanc-bleu, avec un calice en forme de cloche, en grappes à l'aisselle des feuilles.
Habitat : montagnes, collines et pentes caillouteuses. Cette plante aime le soleil, la chaleur et les sols perméables, drainés, calcaires et riches.
Partie(s) utilisée(s) : feuilles surtout (riches en huiles essentielles), sommités fleuries et tiges

Propriétés médicinales

Stimulant général (circulatoire et digestif), stimulant du système nerveux central (préservation acétylcholine), antispasmodique, antioxydant, antitumoral, digestif (cholérétique, cholagogue, hépatoprotecteur, carminatif), anti-inflammatoire, antiviral/antiseptique, antalgique, diurétique, hypocholestérolémiant, diaphorétique, emménagogue.

Posologie Recommandée

Pour un adulte
(2 à 3 fois par jour)

Tisane/décoction
1 cuillerée à café par tasse

Teinture mère alcoolique
40 à 80 gouttes

Teinture mère vinaigrée
10 à 30 gouttes

Vin
10 à 25 ml

Quelques usages d'intérêt

DIGESTIF :
- Digestion lente, foie lent
- Problèmes gastro-intestinaux
- Affections hépatiques : cirrhose (mais à petites doses), hépatite, petite jaunisse
- Coliques

CIRCULATOIRE :
- Cholestérol et engorgement des artères
- Fatigue
- Troubles cardiaques d'origine nerveuse
- Maladie de Raynaud et engourdissements

LOCOMOTEUR :
- Rhumatismes, arthrite, arthrose
- Bursite, tendinite, œdème, foulure, ecchymoses
- Crampes musculaires

Principes actifs :
- Huiles essentielles : camphre, cinéole, camphène, pinène...
- Acides phénols (acide rosmarinique...)
- Flavonoïdes (diosmine, diosmétine)
- Diterpènes et triterpènes
- Acides aminés, vitamines, minéraux

Effets secondaires possibles :
- Hypertension
- Asthme
- En inhalation : bien toléré, même à long terme
- Huiles essentielles en surdose : convulsion, épilepsie, irritation gastro-intestinale, dommages aux reins, empoisonnement
- À haute dose, avec feuilles à taux élevé d'huile essentielle : coma, spasmes, vomissements, gastro-entérite, saignement utérin, irritation des reins, œdème pulmonaire, mort
- En externe : photosensibilité, dermatite, érythème

Contre-indications :
- Épilepsie
- En cas d'hypothyroïdie : limiter la consommation
- Grossesse et allaitement (OK en usage culinaire)

Interactions médicamenteuses :
- Anticonvulsivants
- Antiépileptisants
- Hypotenseurs et hypertenseurs
- Augmente l'accumulation de la doxorubicine et vinblastine (anticancéreux)

Huile essentielle

Pamplemousse

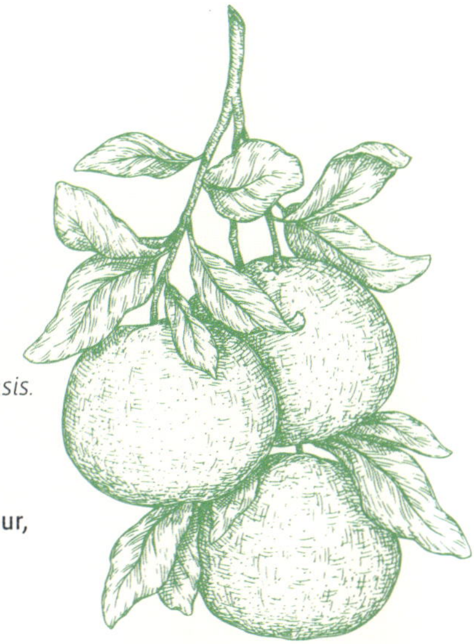

Nom latin : *Citrus x paradisi*
Famille : Rutaceae
Description botanique : *Citrus x paradisi* est un arbre fruitier. Il s'agit d'un hybride naturel entre *Citrus maxima* et *Citrus sinensis*.
Partie(s) utilisée(s) : zeste

Propriétés médicinales

Antibactérien, antitumoral, potentiel calmant, hépatoprotecteur, hépatostimulant, hypotenseur, litholytique, lymphotonique, phlébotonique, tonique digestif, tonique nerveux.

Utilisations possibles

Pour la dépression saisonnière
Dès 3 mois :
diffusez entre 5 et 15 gouttes (cela va dépendre de votre diffuseur) entre 15 et 30 minutes. Renouvelez 2 à 3 fois par jour.

Pour la peau grasse
Pour les adultes :
mélangez 1 goutte dans 5 gouttes d'huile végétale en massage sur la zone à traiter avant d'aller vous coucher.

Quelques usages d'intérêt

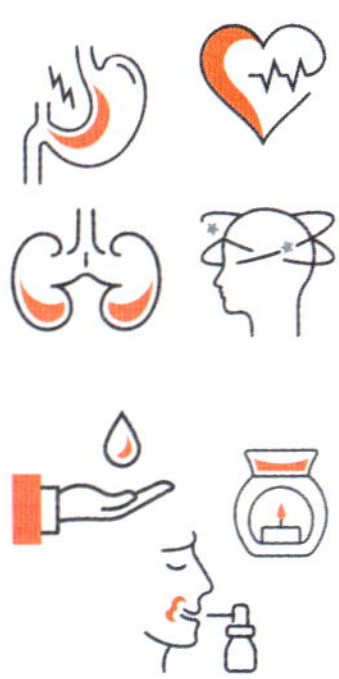

USAGES :
- Digestion difficile
- Hémorroïdes
- Hypertension
- Lithiase biliaire et rénale
- Stress
- Troubles d'apprentissage
- Varices

VOIES DE PRÉDILECTION :
- Diffusion ++++
- Orale +++
- Cutanée +++
- Olfaction +++

Principes actifs :
- Monoterpènes : limonène (96-98 %)
- Aldéhydes aliph. et terp. (1,5 %) : nonanal, décanal ; citrals, citronnellal
- Coumarines et furocoumarines : aesculétine, auraptène, limettine, méranzine, bergaptole.

Contre-indications et précautions d'emploi :
- Tenir hors de portée des jeunes enfants
- Photosensibilisante ; interdiction de s'exposer au soleil après utilisation
- Précautions générales

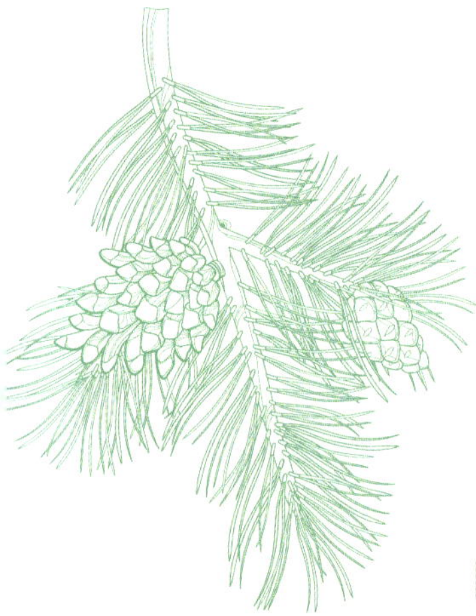

Huile essentielle

Pin sylvestre

Nom latin : *Pinus sylvestris*
Famille : Abiétacées / Pinaceae
Description botanique : conifère pouvant atteindre 35 m de hauteur. Ses feuilles sont des aiguilles de 4 à 7 cm de longueur et groupées par deux.
Partie(s) utilisée(s) : aiguilles

Propriétés médicinales

Hormon-like, antidiabétique, cortison-like ++++, stimulant sexuel, tonique stimulant, neurotonique, hypertensif +++, décongestionnant lymphatique et utéro-ovarien, anti-infectieux, antifongique, antiseptique.

Utilisations possibles

En cas de fatigue
Dès 7 ans :
appliquez 1 goutte d'huile essentielle dans 5 gouttes d'huile végétale en massage dans le bas du dos (au niveau des reins) matin et soir.

En cas d'affection ORL
Dès 7 ans :
déposez 2 gouttes d'huile essentielle sur un mouchoir et respirez longuement, 4 à 5 fois par jour.

Purifier l'air
Dès 7 ans :
diffusez entre 5 et 15 gouttes d'huile essentielle (cela va dépendre de votre diffuseur) pendant 20 à 30 minutes.

En cas de baisse de libido
appliquez 1 goutte d'huile essentielle dans 4 gouttes d'huile végétale en massage dans le bas du dos (au niveau des reins) et en réflexologie plantaire matin et soir, pendant 7 à 10 jours.

Quelques usages d'intérêt

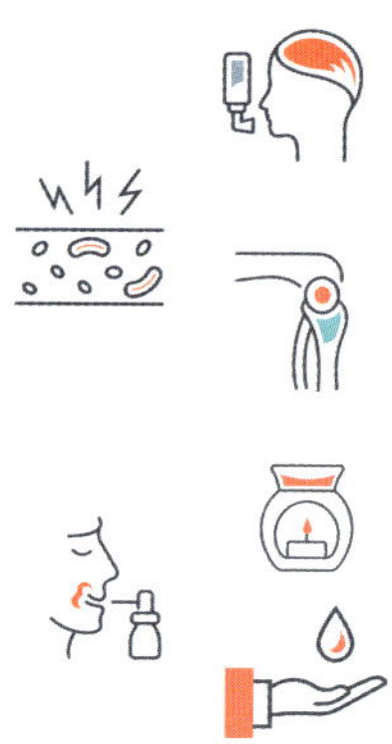

USAGES :
- Asthénie +++
- Bronchite +++, sinusite +++, asthme ++
- Insuffisance testiculaire
- Diabète
- Congestion utérine
- Arthrite, polyarthrite rhumatoïde
- Tous processus inflammatoires et allergiques

VOIES DE PRÉDILECTION :
- Inhalation +++
- Diffusion +++
- Cutanée ++
- Bain ++
- Orale +

Principes actifs :
- Monoterpènes (% élevé) : (-) et (+)-alpha et (-) bêta-pinènes (40 et 13 %), (-)-limonène (25-30 %) sesquiterpènes : longifolène
- Monoterpénols : bornéol (2 %)
- Sesquiterpénols : alpha-cadinol
- Esters terp. : acétate de bornyle (1-4-5 % et jusqu'à 10 %)

Contre-indications et précautions d'emploi :
- Tenir hors de portée des jeunes enfants
- Précautions générales
- Déconseillée dans les 3 premiers mois de grossesse
- Déconseillée chez les enfants de moins de 7 ans
- Irritation cutanée possible en cas d'utilisation pure

Cure détox

Cure détox de l'automne

Informations générales

Durée : 3 semaines + 3 jours

- **Se reposer**
- **Boire beaucoup pendant la cure**
- **Reprendre régulièrement une alimentation normale en fin de cure**
- **Faire preuve de motivation**

Semaine 0
Focus sur les intestins (3 jours)

Favoriser dans l'alimentation :
- Les yogourts au lait de chèvre, soja, riz
- Le kéfir
- Les germinations
- Les fruits non acides et fibreux (poire, pomme, mangue, pastèque, etc.)
- Les légumes
- Les lactofermentations

Plante : **graines de lin**

Période	Graines de lin
Jour 1 à 3	1 c. à s. dans un verre d'eau le soir, le matin

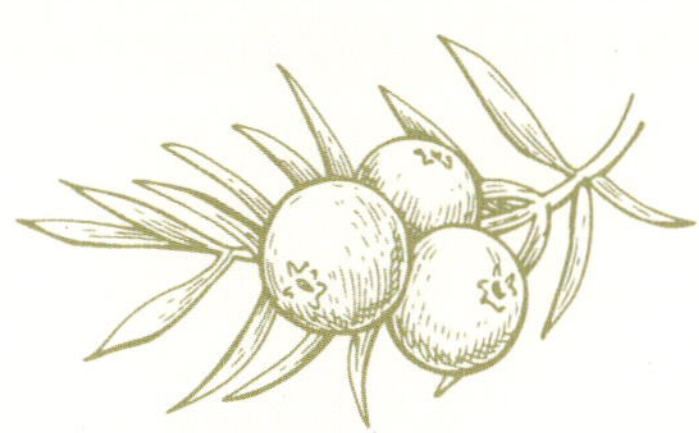

Cure détox

Semaine 1
Focus sur le foie + vésicule biliaire (7 jours)

Favoriser dans l'alimentation :

- Les légumes
- Les jus de légumes
- Les potages
- Les céréales entières
- Les légumineuses (haricots, lentilles, pois chiches)
- Concombre
- Céleri
- Chou
- Radis
- Artichaut
- Citron
- Raisin
- Pomme
- Pissenlit
- Chicorée
- Cresson
- Endive
- Fines herbes
- Romarin
- Sauge
- Coriandre
- Aneth
- Fenouil

Plante : chardon-Marie

Période	Capsule
Jour 1	1 capsule, 3 fois par jour
Jour 2	1 capsule le matin 1 capsule le midi 2 capsules le soir
Jour 3 et +	2 capsules, 3 fois par jour

Plante : ortie

Période	Capsule
Jour 1 à 7	1 capsule, 3 fois par jour

Cure détox

Semaine 2
Focus sur les reins (7 jours)

Favoriser dans l'alimentation :

- Concombre
- Jus de canneberge
- Céleri
- Melon
- Algues
- Germinations
- Basilic
- Graines de citrouille
- Brocoli
- Citron
- Pamplemousse blanc
- Les fruits non acides

IMPORTANT : boire au moins 4 fois 375 ml d'eau par jour, surtout si ce n'est pas fait avec des tisanes.

Plante : pissenlit

Période	Capsule
Jour 1	1 capsule, 3 fois par jour
Jour 2	1 capsule le matin 1 capsule le midi 2 capsules le soir
Jour 3 et +	2 capsules, 3 fois par jour

Plante : ortie

Période	Capsule
Jour 1 à 7	1 capsule, 3 fois par jour

Cure détox

Semaine 3
Focus sur le sang (7 jours)

Favoriser dans l'alimentation :

- Aliments riches en chlorophylle
- Betterave
- Épinards
- Oignon
- Céleri-rave
- Asperge
- Poire
- Jus d'herbe de blé
- Légumes verts
- Algues
- Brocoli
- Protéines végétales (légumineuses, etc.)

Plante : calendula/souci

Période	Capsule
Jour 1	1 capsule, 3 fois par jour
Jour 2	1 capsule le matin 1 capsule le midi 2 capsules le soir
Jour 3 et +	2 capsules, 3 fois par jour

Plante : romarin

Période	Capsule
Jour 1 à 7	1 capsule, 3 fois par jour

Pour aller plus loin : à la fin de la cure, il est intéressant de se reminéraliser en prenant 2 ampoules de Quinton Hypertonic, 3 fois par jour, pendant 7 à 10 jours.

Fiche santé

Dépression saisonnière

Axes de travail	Recommandations (pour un adulte, dès les premiers symptômes)
Alimentation	Consommer des repas riches en fruits et légumes.
Nutrithérapie	• Magnésium 250 mg/j. • Vitamine D : pour beaucoup de personnes, un apport de 1500 UI/j de vitamine D3 est suffisant. • 5-HTP : 100 mg / 2 à 3 fois par jour.
Luminothérapie	Pratiquer quotidiennement de la luminothérapie, ajuster le temps à l'intensité de votre lampe.
Aromathérapie	**En cas de crise** : *Cinnamomum camphora cineoliferum* (ravintsara) : 5 gouttes au niveau des avant-bras, 3 fois par jour, plus souvent si nécessaire.

Recette

Tisanes pour l'humeur

- **Lavande** : arôme ayant un effet sédatif qui apaise et calme les nerfs.
- **Passiflore** : stimule les neurotransmetteurs qui produisent un effet calmant.
- **Ginseng** : en cas de fatigue due au stress, ce thé aide à y remédier.
- **Mélisse** : ses terpènes créent un effet relaxant.
- **Menthe poivrée** : contient du menthol qui combat le stress mental.

Recette

Antipoux

(pour adulte et enfant de plus de 6 ans)

- Huile essentielle de *Pelargonium asperum* (géranium rosat) – 40 gouttes
- Huile essentielle de *Melaleuca alternifolia* (arbre à thé)– 60 gouttes
- Huile essentielle de *Lavandula burnatii super* (lavandin) – 40 gouttes
- Huile essentielle de *Rosmarinus officinalis CT camphre* (romarin à camphre) – 40 gouttes
- Huile essentielle de *Cedrus atlantica* (cèdre de l'Atlas) – 20 gouttes

Utilisations :

Préventif : 3 gouttes dans une noix de shampoing tous les deux jours.

Curatif : frictionnez le cuir chevelu avec 10 gouttes du mélange en évitant tout contact avec les yeux.

Recette

Fini la déprime !

En cas de coup de mou : diffusez de l'huile essentielle de zeste de citron, qui possède un parfum tonique et vivifiant, parfait pour lutter contre la morosité et la déprime. En plus, elle sera idéale pour désinfecter l'air et protéger vos poumons.

Mélangez :

- 40 gouttes d'huile essentielle de *Citrus limonum* (zeste de citron)
- 30 gouttes d'huile essentielle de *Citrus x paradisi* (pamplemousse)

Placez 10 gouttes du mélange dans un diffuseur et diffusez 15 minutes quand vous en avez besoin.

Se préparer à l'hiver

Comme chaque saison, il est important de préparer son corps à la saison suivante. Un travail important de **renforcement du système immunitaire** devra être fait dans cet objectif en automne. Avec les variations de températures, de luminosité et le froid qui arrive, un petit protocole de naturopathie « immunoboost » est le bienvenu !

Pour cela, il est intéressant de travailler avec l'**astragale** (voir fiche plante, p. 170) qui est une plante adaptogène : elle apporte au corps une grande quantité d'énergie et le revitalise en profondeur. Elle lui permet de s'adapter aux périodes de changements et a une action échauffante – elle l'aide à affronter le froid.

C'est pourquoi il est intéressant de la prendre pendant tout l'automne, afin d'assurer une bonne immunité au corps qui aura ainsi moins de mal à supporter l'arrivée du froid. Je vous recommande donc de consommer 1 cuillerée à café d'astragale en décoction dans une tasse d'eau, trois fois par jour pendant 6 jours, de faire une journée de pause et de reprendre. Ce processus peut être réalisé pendant 2 mois avant l'arrivée de l'hiver. Si vous n'êtes pas adepte des décoctions ou des tisanes, il est possible d'utiliser des gélules d'astragale en pharmacie ou en magasin bio. Assurez-vous de la bonne qualité des compléments.

Il est aussi possible d'ajouter à cela **une cure de vitamine C** sous sa forme naturelle (comme dans de l'**acérola,** un petit fruit qui ressemble à une cerise) ou sous la forme d'acide L-ascorbique. Pourquoi est-ce intéressant d'en prendre quotidiennement en cette saison ? Car elle est essentielle à la défense immunitaire – elle entre dans le renouvellement de certains globules blancs. Comme elle a bon nombre d'effets positifs sur l'organisme, profitez-en !

Et voilà ! C'est ici que se termine ce guide. Vous avez maintenant toutes les cartes en main pour être autonome. Il ne vous reste plus qu'à reprendre le livre au début pour commencer un nouveau cycle. Amusez-vous bien et surtout : prenez soin de vous !

ANNEXES

Glossaires
Index

Glossaire des propriétés médicinales

Abortif: peut provoquer une fausse couche, particulièrement durant les deux premiers mois d'une grossesse.

Adaptogène: élève la résistance au stress sous toutes ses formes, facilite l'adaptation du corps aux situations difficiles.

Adipogène: favorise l'accumulation de graisse.

Adjuvant: augmente l'effet d'une autre substance.

Adoucissant: émollient.

Adsorbant: facilite l'élimination des liquides ou d'un gaz par fixation.

Alcalinisant: diminue le taux d'acidité de l'organisme.

Allergène: peut provoquer une réaction allergique.

Altératif: dépuratif.

Amaigrissant: favorise la perte de poids.

Amer: contient des substances amères qui stimulent les fonctions digestives, particulièrement au niveau des sécrétions gastriques et hépatiques.

Analeptique: stimulant.

Analgésique: réduit la douleur.

Anallergique: prévient ou traite les allergies.

Anaphrodisiaque: diminue le désir sexuel.

Anesthésique: diminue et élimine les sensations; provoque une anesthésie.

Antalgique: réduit la douleur dans un organe donné, ou de façon générale.

Antiacide: neutralise l'acidité dans l'estomac et l'œsophage.

Antianémique: agit contre l'anémie.

Antiarthritique: agit contre l'arthrite.

Antiasthmatique: soulage de, diminue la tendance à, ou prévient l'asthme.

Antibactérien: tue ou prévient la multiplication de bactéries.

Antibiotique: empêche la multiplication de certains micro-organismes pathogènes.

Anticancer : prévient la formation de cellules cancéreuses ; aide le corps dans ses fonctions immunitaires à l'identification et l'élimination de cellules cancéreuses.

Anticatarrhal : diminue ou arrête la production et l'écoulement de mucus.

Anticoagulant : fluidifiant sanguin. Retarde ou empêche la coagulation sanguine.

Anticonvulsivant : aide à arrêter ou à prévenir les convulsions.

Antidépresseur : agit contre la dépression.

Antidiabétique : agit contre le diabète ; modère les tendances et les symptômes (= hypoglycémiant).

Antidiarrhéique : efficace contre la diarrhée.

Antidote : annule les effets d'un poison.

Antiecchymotique : diminue la formation et le temps de guérison des ecchymoses.

Antiémétique : soulage la nausée, empêche ou arrête les vomissements.

Antifongique : inhibe la croissance des champignons et des levures.

Antigoutteux : diminue la douleur de la goutte, favorise sa guérison en augmentant l'élimination d'acide urique.

Antihémorragique : prévient ou arrête les saignements et les hémorragies.

Antihistaminique : diminue la réponse histaminique du corps. C'est cette réponse histaminique qui provoque les symptômes d'allergie.

Antihypertenseur : baisse la pression artérielle élevée.

Anti-infectieux : agit contre les infections = antiseptique = antibiotique = antiviral = antimicrobien.

Anti-inflammatoire : calme l'inflammation dans les tissus.

Antimicrobien : aide l'organisme à résister ou à éliminer les micro-organismes pathogènes.

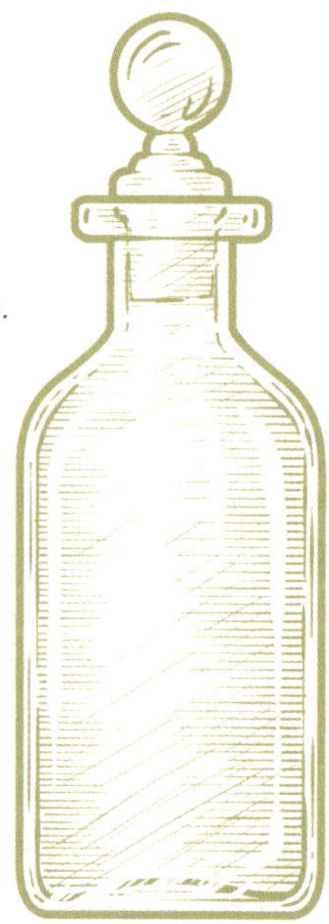

Antimitotique : diminue la mitose erratique des cellules cancéreuses.

Antimycosique : antifongique.

Antinévralgique : soulage ou diminue les douleurs névralgiques.

Antioxydant : prévient la formation des radicaux libres.

Antiparasitaire : chasse ou élimine les parasites.

Antiphlogistique : voir anti-inflammatoire.

Antiprurigineux : prévient, diminue ou arrête les démangeaisons.

Antiputréfactif : prévient ou arrête la putréfaction.

Antipyrétique : abaisse la température corporelle.

Antirhumatismal : voir antiarthritique.

Antiseptique : détruit ou prévient le développement microbien.

Antispasmodique : prévient et calme l'excès de contractions musculaires, de spasmes, de convulsions. Agit généralement par l'entremise du système nerveux.

Antisudoral : diminue la sécrétion de sueur.

Antithermique : combat et guérit la fièvre = antipyrétique = fébrifuge.

Antitussif : calme la toux = béchique.

Antiulcéreux : diminue les ulcères.

Antiviral : inhibe la pénétration et la multiplication des virus.

Antivomitif : arrête les vomissements = antiémétique.

Anxiolytique : diminue les crises d'angoisse et de panique.

Apéritif : encourage et stimule l'appétit.

Aphrodisiaque : augmente ou stimule la libido.

Astringent : resserre les muqueuses et autres tissus.

Atilithique : antilithiasique, qui prévient la formation de calculs rénaux ou biliaires.

Bactéricide : détruit les bactéries.

Bactériostatique : empêche la croissance et l'implantation des bactéries.

Béchique : calme la toux = antitussif = pectoral, expectorant.

Calmant : sédatif.

Carcinogène : peut provoquer le cancer ou stimuler son développement.

Carminatif : favorise l'expulsion des gaz intestinaux, diminue les ballonnements et relâche les tensions abdominales en relaxant muscles et sphincters.

Cathartique : purgatif très puissant.

Chélateur : se combine aux métaux lourds pour les éliminer.

Cholagogue : provoque des contractions de la vésicule biliaire et l'évacuation de la bile.

Cholérétique : favorise et stimule la production de bile par le foie.

Cicatrisant : favorise la cicatrisation.

Contre-irritant : voir rubéfiant.

Cytotoxique : toxique pour les cellules cancéreuses.

Décongestionnant : réduit la production de mucus et l'enflure des voies nasales.

Dépuratif : purifie l'organisme, en favorisant l'élimination des toxines et des déchets organiques.

Désobstruant : relâche les tissus congestionnés, enlève les obstructions.

Détergent : nettoie les plaies.

Détoxiquant : neutralise des poisons et les escorte jusqu'à la sortie.

Diaphorétique : ouvre les pores et favorise la transpiration et l'élimination des déchets.

Dissolvant : désagrège et défait les masses et les enflures.

Diurétique : augmente la production et l'excrétion d'urine.

Émétique : fait vomir.

Emménagogue : facilite ou déclenche les menstruations.

Émollient : adoucit, relâche, apaise, protège et guérit les tissus irrités.

Eupeptique : stimule la production d'enzymes digestives.

Eupnéique : régularise la respiration et éclaircit les voies respiratoires.

Excitant : stimule excessivement le système nerveux.

Expectorant : provoque l'élimination des sécrétions des voies respiratoires.

Fluidifiant : rend plus liquide.

Fongicide : élimine les infections fongiques.

Fongistatique : arrête le développement des infections fongiques.

Galactogène : stimule la production de lait maternel.

Galactophobe : diminue la production de lait maternel.

Hémolytique : s'attaque aux globules rouges.

Hémostatique : arrête les hémorragies et les saignements.

Hépatique : fortifie et tonifie le foie.

Hépatoprotecteur : protège les cellules du foie.

Hypertensif : fait augmenter la pression artérielle.

Hypnotique : relaxant puissant qui provoque le sommeil.

Hypocholestérolémiant : diminue le taux de cholestérol sanguin.

Hypoglycémiant : diminue le taux de sucre dans le sang.

Hypotensif : fait baisser la tension artérielle = antihypertenseur.

Insecticide : tue les insectes.

Irritant : provoque une irritation et une inflammation.

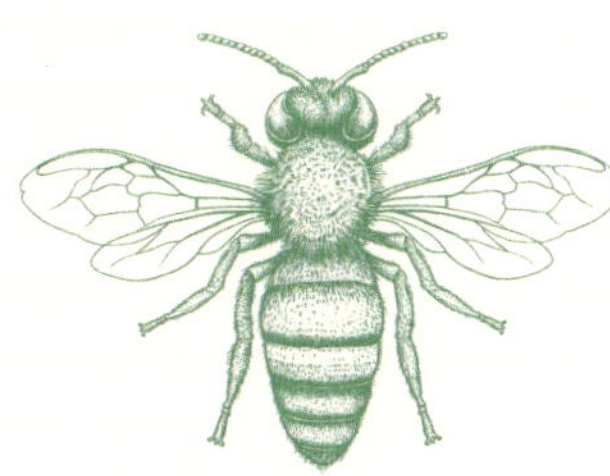

Laxatif : stimule ou facilite l'évacuation des selles.

Lithotritique : dissout et élimine les calculs rénaux et biliaires.

Lycémiorégulateur : favorise la régulation du taux de glucose sanguin.

Mucilagineux : émollient, qui contient des mucilages.

Mucolytique : liquéfie, défait le mucus afin d'en favoriser l'expectoration.

Mutagénique : peut provoquer des mutations du code génétique.

Narcotique : enlève la douleur et calme.

Néphrétique : agit sur les reins.

Nutritif : nourrit et reconstruit les cellules.

Ocytocique : stimule les contractions utérines en favorisant la production d'ocytocine.

Œstrogénique : augmente ou modère la production ou l'effet d'hormone œstrogène.

Ophtalmique : guérit et nettoie les yeux.

Parasiticide : tue les parasites.

Pectoral : agit sur les poumons.

Péristaltique : stimule les mouvements péristaltiques du côlon.

Pulmonaire : pectoral.

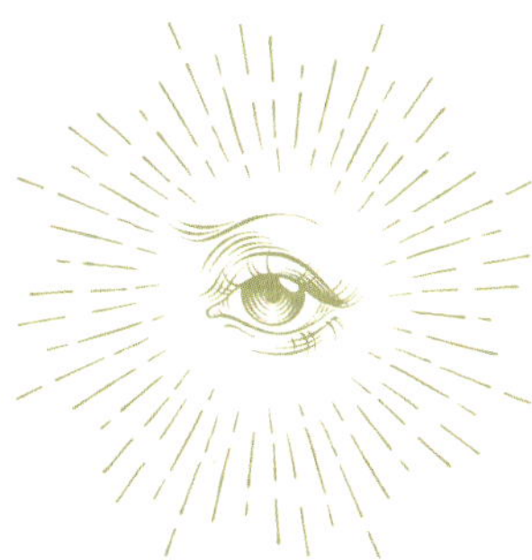

Purgatif : force l'expulsion rapide et drastique du contenu intestinal.

Réfrigérant : rafraîchissant.

Relaxant : calmant.

Reminéralisant : aide à reconstituer l'équilibre minéral du corps = minéralisant.

Rogestéronique : augmente la production ou l'effet de l'hormone progestérone.

Ronchodilatateur : relaxe les muscles des bronchioles et favorise le passage de l'air.

Rubéfiant : stimule la circulation sanguine locale.

Sédatif : réduit l'activité excessive ; tranquillise et amène souvent le sommeil.

Soporifique : provoque doucement le sommeil.

Spasmolytique : diminue ou arrête les spasmes = antispasmodique.

Stimulant : augmente l'activité organique.

Stomachique : tonifie l'estomac, stimule les sécrétions gastriques et améliore l'appétit.

Sudorifique : stimule la transpiration.

Tératogène : peut provoquer des malformations congénitales chez le fœtus.

Tonique : nourrit, soutient, dynamise et potentialise les différents organes ou systèmes du corps.

Vasoconstricteur : provoque une contraction de la musculature des artères.

Vasodilatateur : provoque un relâchement de la musculature des artères.

Vermicide : tue les vers.

Vermifuge : chasse les vers.

Viricide : tue les virus.

Vomitif : faire vomir = émétique.

Vulnéraire : guérit les plaies et les lésions en application locale.

Glossaire français-latin des plantes médicinales et huiles essentielles

Ail : *Allium sativum*

Arbre à thé : *Melaleuca alternifolia*

Astragale : *Astragalus membranaceus*

Bardane (grande) : *Arctium lappa*

Bouleau : *Betula pendula*

Carotte sauvage : *Daucus carota*

Cèdre de l'Atlas : *Cedrus atlantica*

Chardon béni : *Cnicus benedictus*

Ciste ladanifère : *Cistus ladaniferus*

Citron : *Citrus limonum*

Coriandre : *Coriandrum sativum*

Échinacée : *Echinacea purpurea* et *E. angustifolia*

Estragon : *Artemisia dracunculus*

Eucalyptus citronné : *Eucalyptus citriodora*

Eucalyptus radié : *Eucalyptus radiata*

Géranium rosat : *Pelargonium asperum* (autres noms : *Pelargonium roseum, Pelargonium odorantissimum, Pelargonium graveolens, Pelargonium capitatum*).

Gingembre : *Zingiber officinale*

Ginseng asiatique : *Panax ginseng*

Lapacho : *Tabebuia avellanedae/impetiginosa*

Lavande aspic : *Lavandula latifolia*

Lavande vraie : *Lavandula angustifolia*

Lavandin super : *Lavandula burnatii*

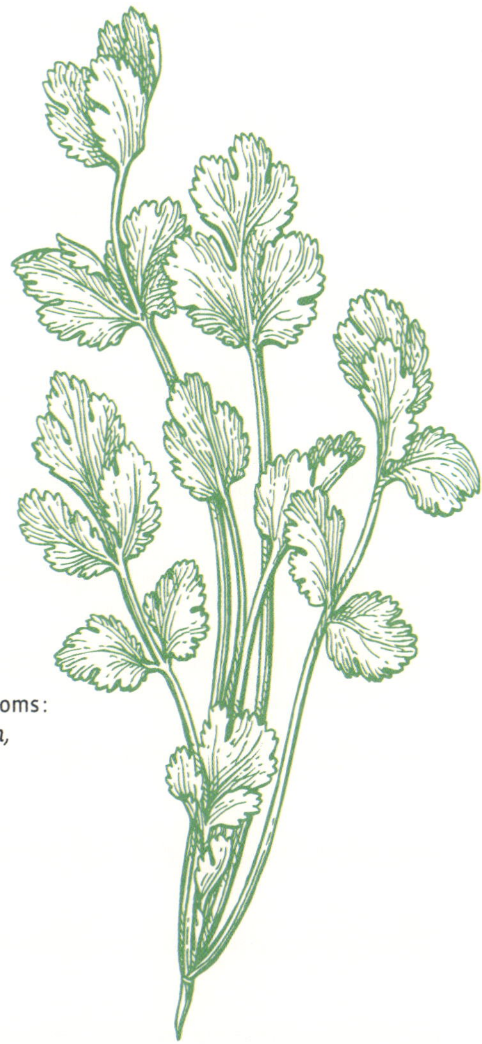

Menthe poivrée : *Mentha x piperita*

Niaouli : *Melaleuca quinquenervia cineolifera*

Origan compact : *Origanum compactum*

Ortie : *Urtica dioica*

Palmarosa : *Cymbopogon martinii*

Pamplemousse : *Citrus x paradisi*

Pensée sauvage : *Viola tricolor*

Pin sylvestre : *Pinus sylvestris*

Pissenlit : *Taraxacum officinale*

Ravintsara : *Cinnamomum camphora cineoliferum*

Reishi : *Ganoderma lucidum*

Romarin : *Rosmarinus officinalis*

Souci : *Calendula officinalis*

Tanaisie annuelle : *Tanacetum annuum*

Lédon du Groenland/ Thé du Labrador : *Ledum groenlandicum*

Thym : *Thymus vulgaris*

Vigne rouge : *Vitis vinifera*

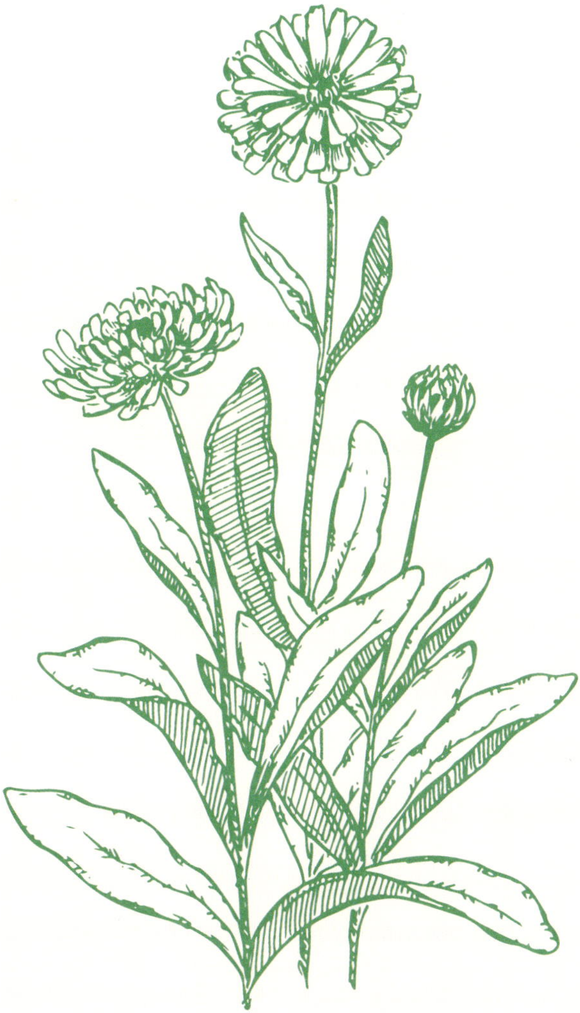

Index des monographies des plantes médicinales et huiles essentielles

Index des monographies de plantes

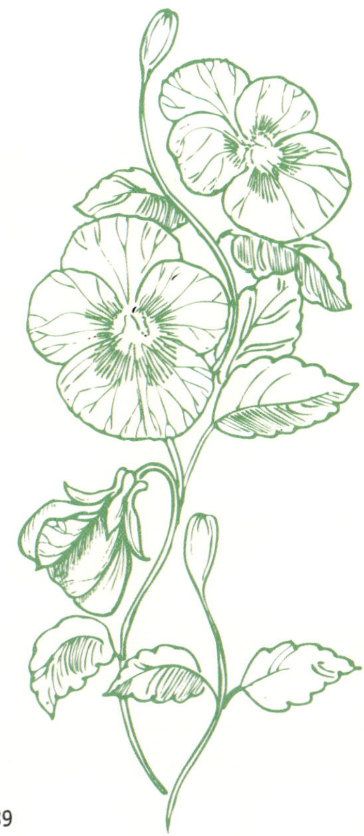

Index des monographies d'huiles essentielles

Index

des recettes et des fiches santé

Index des recettes

Index des fiches santé

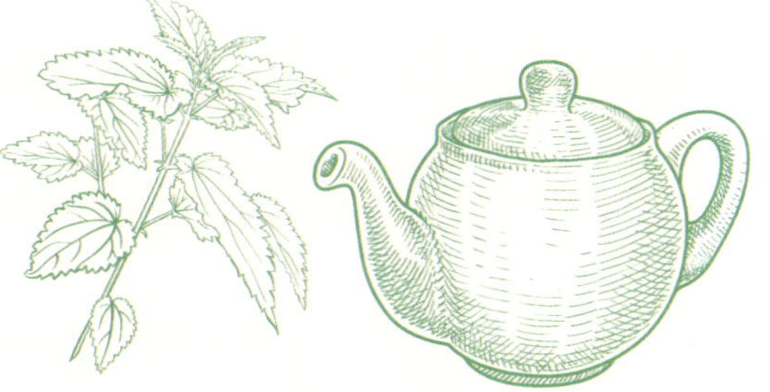

Références

Bibliographie

Références

1 - https://www.passeportsante.net/fr/Communaute/Blogue/Fiche.aspx?doc=quels-sont-nos-reels-besoins-en-calories

2 - Mireia Valles-Colomer, Gwen Falony *et al.*, « The neuroactive potential of the human gut microbiota in quality of life and depression », *Nature Microbiology*, février 2019.

3 - Gaorui Bian, Gregory B. Gloor *et al.*, « The Gut Microbiota of Healthy Aged Chinese Is Similar to That of the Healthy Young », *mSphere*, septembre 2017.

4 - https://www.inserm.fr/information-en-sante/dossiers-information/sommeil

5 - Emma M. Seppälä, Jack B. Nitschke *et al.*, « Breathing-Based Meditation Decreases Posttraumatic Stress Disorder Symptoms in U.S. Military Veterans : A Randomized Controlled Longitudinal Study », *Journal of Traumatic Stress*, 2014.

6 - Rollin McCraty et Maria A. Zayas, « Cardiac coherence, self-regulation, autonomic stability, and psychosocial well-being », *Frontiers in Psychology*, 2014, 5, p. 1090.

7 - Marion Trousselard, Frédéric Canini *et al.*, « Cardiac Coherence Training to Reduce Anxiety in Remitted Schizophrenia, a Pilot Study », *Applied Psychophysiology and Biofeedback*, mars 2016, 41(1), p. 61-69.

8 - Antonio Damasio, *L'Erreur de Descartes. La raison des émotions*, Odile Jacob, 1995.

9 - Daniel Goleman, *L'Intelligence émotionnelle*, J'ai lu, 1998.

10 - Marion Leclerc, Catherine Juste, Hervé Blottière et Joël Doré, « Microbiote intestinal : un univers méconnu », *Cahiers de nutrition et de diététique*, avril 2007, 42, p. 22-27.

11 - Pallesen S, Nordhus IH *et al.*, « Bright light treatment has limited effect in subjects over 55 years with mild early morning awakening », *Perceptual and Motor Skills*, 2005, 101(3), p. 759-770.

12 - Martiny K, Lunde M *et al.*, « Adjunctive bright light in non-seasonal major depression: results from patient-reported symptom and well-being scales », *Acta Psychiatrica Scandinavica*, 2005, 111(6), p. 453-459.

13 - Cole RJ, Smith JS *et al.*, « Bright-light mask treatment of delayed sleep phase syndrome », *Journal of Biological Rhythms*, 2002, 17(1), p. 89-101 ; Ando K, Kripke DF *et al.*, « Light mask 500 lux treatment for delayed sleep phase syndrome », *Progress in Neuro-Psychopharmacology & Biological Psychiatry*, 1999, 23(1), p. 15-24.

14 - *Sleep, Sleep Disorders, and Biological Rhythms*. NIH Curriculum Supplement Series, National Institutes of Health, BSCS, 2006.

15 - Sheldon C, William J D *et al.*, « Sleep Habits and Susceptibility to the Common Cold », *Archives of Internal Medicine*, 2009, 169(1), p. 62-67.

16 - Annie-Claude Benichou, Marion Armanet *et al.*, « A proprietary blend of quail egg for the attenuation of nasal provocation with a standardized allergenic challenge: a randomized, double-blind, placebo-controlled study », *Food Science & Nutrition*, 2014, 2(6), p. 655-663 ;

Priscilia Lianto, Fredrick O. Ogutu *et al.*, « Inhibitory effects of quail egg on mast cells degranulation by suppressing PAR2-mediated MAPK and NF-kB activation », *Food & Nutrition Research*, 2018.

17 - Aaron Lerner, Torsten Matthias, « Changes in intestinal tight junction permeability associated with industrial food additives explain the rising incidence of autoimmune disease », *Autoimmunity Reviews*, juin 2015, 14(6), p. 479-489.

18 - M. M. Papamichael, Ch. Katsardis *et al.*,« Efficacy of a Mediterranean diet supplemented with fatty fish in ameliorating inflammation in paediatric asthma: a randomised controlled trial », *Journal of Human Nutrition and Dietetics*, 2019, 32(2), p. 185-197.

19 - J. J. Lamb, V. R. Konda *et al.*, « Tripp ML. A program consisting of a phytonutrient-rich medical food and an elimination diet ameliorated fibromyalgia symptoms and promoted toxic-element detoxification in a pilot trial », *Alternative therapies in health and medicine*, mars-avril 2011, 17(2), p. 36-44 ; S. Ou, K. Gao et Y. Li., « An in vitro study of wheat bran binding capacity for Hg, Cd, and Pb. », *Journal of Agricultural and Food Chemistry*, novembre 1999, 47(11), p. 4714-4717 ; I. R. Rowland, A. K. Mallett *et al.*, « The effect of various dietary fibres on tissue concentration and chemical form of mercury after methylmercury exposure in mice », *Archives of Toxicology*, juillet 1986, 59(2), p. 94-98.

20 - Y.-F. Li, Z. Dong, C. Chen *et al.*, « Organic selenium supplementation increases mercury excretion and decreases oxidative damage in long-term mercury-exposed residents from wanshan », *Environmental Science & Technology*, octobre 2012, p. 11313-11318.

21 - Institute of Medicine, Food and Nutrition Board, *Dietary Reference Intakes for water, potassium, sodium, chloride and sulfate*, National Academy Press, 2001.

22 - F. Jalilehvand, K. Parmar, S. Zielke, « Mercury(II) complex formation with N-acetylcysteine », *Metallomics*, octobre 2013, 5(10), p. 1368-1376.

23 - Richard Louv, *The Nature Principle*, Algonquin Books, 2011.

Bibliographie

Livres

Anatomie et physiologie humaine, 9e édition, Elaine N. MARIEB, Katja HOEHN *et al.*, Pearson, 2018

Atlas du Shiatsu, les méridiens, 2e édition, Wilfried RAPPENECKER, Meike KOCKRICK *et al.*, Maloine, 2013

L'aromathérapie exactement, Pierre FRANCHOMME et Daniel PENOËL, Roger Jollois, 2001

Le charme discret de l'intestin, Giulia ENDERS, Actes Sud, 2015

Comment j'ai vaincu la douleur et l'inflammation chronique par l'alimentation, Jacqueline LAGACE, Thierry Souccar, 2013

Encyclopédie du Yoga, André VAN LYSEBETH, Flammarion, 2016

Dermatologie, Les cahiers pratiques d'aromathérapie selon l'école française, tome 2, D. BAUDOUX et A. ZHIRI, Amyris, 2003

De la médecine naturelle à la médecine de l'individu, d'après l'enseignement du docteur Gérard GUENIOT, avec le concours du docteur Pierre TONDELIER, Amyris, 2010

Gluten, comment le blé moderne nous intoxique, Julien VENESSON, Thierry Souccar, 2013

Guide des contre-indications des principales plantes médicinales, Michel DUBRAY, Lucien Souny, 2010

Herbal Contraindications and Drug Interactions Plus Herbal Adjuncts With Medicines, 4th edition, Francis N.D. BRINKER, Eclectic Medical Publications, 2010 (ouvrage numérique en anglais)

Lait, mensonges et propagande, Thierry SOUCCAR, Thierry Souccar, 2007

Manger mieux et meilleur de 0 à 100 ans, Pr Henri JOYEUX et Jean JOYEUX, éd. du Rocher, 2017

Materia Medica de Flora Medicina, volumes 1 et 2, Caroline GAGNON et Valérie LANCTOT-BEDARD, Flora Medicina, 2009

Orthomolecular Medicine for Everyone, Abram HOFFER et Andrew W. SAUL, Basic Health Publications, 2008 (ouvrage en anglais)

Paléobiotique, Marion KAPLAN, Thierry Souccar, 2015

Pharmacognosie : Phytochimie, Plantes médicinales, 4e édition, Jean BRUNETON, Lavoisier, 2009

Powerbiotique : Les super-pouvoirs de votre intestin !, Marion KAPLAN et Alma ROTA, Guy Trédaniel éditeur, 2018

Les Principes fondamentaux de la médecine chinoise, 3e édition, Giovanni MACIOCIA, Elsevier Masson, 2018

Sites internet

https://www.altheaprovence.com

https://www.passeportsante.net/

https://www.lechemindelanature.com/

http://www.wikiphyto.org/

https://www.ncbi.nlm.nih.gov/pmc/

https://www.tela-botanica.org/

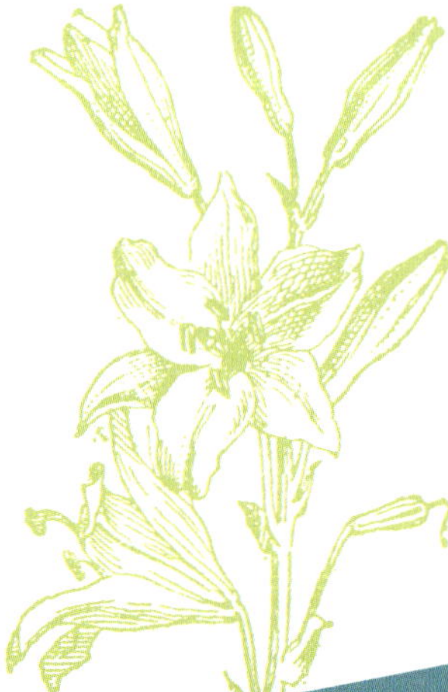

Remerciements

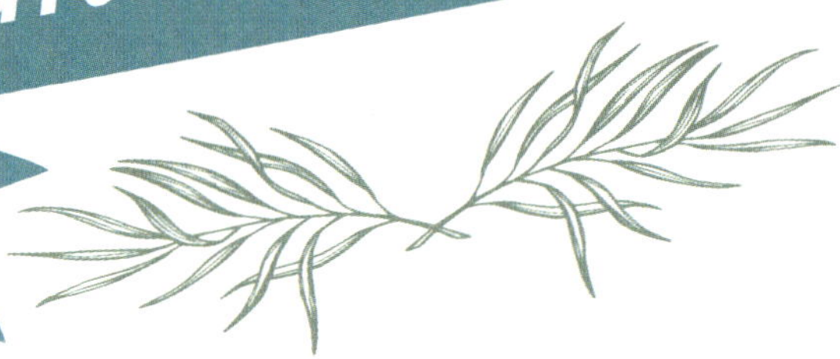

Nous passons le plus clair de notre temps à créer notre réalité et à cocréer le monde avec ceux qui nous entourent. Ce livre, c'est un monde à lui tout seul, une vibration, un partage qui a vu le jour grâce à la participation de nombreuses et lumineuses énergies que je souhaite remercier.

Premièrement, je tiens à remercier le Québec. Terre sacrée par excellence, elle a permis la transformation profonde de mon être pour passer de l'ingénieur à l'homme-médecine. Sans cet apprentissage des pratiques naturelles, de l'herboristerie, des connaissances autochtones, je n'aurais pas acquis le savoir que je partage ici.

Ensuite, je tiens à remercier Anthony pour toutes ces années de soutien, d'encouragements et de foi en mes capacités, tu es mon meilleur allié.

Merci aussi à ma famille et mes amis d'avoir été là depuis le début de cette nouvelle aventure. Un merci spécial à Titou pour tes relectures, tes commentaires et pour toute l'aide que tu m'as apportée dans ce cheminement, tu es une Amie en or.

Aussi, je tiens à remercier mon éditeur, Flammarion, pour avoir eu confiance en moi et pour avoir osé faire vivre la naturopathie au sein de ses éditions : merci Florence, Estelle et bien entendu, merci Silvana.

Je souhaite exprimer ma profonde gratitude à chacune des milliers de personnes qui suivent mes aventures (niaiseries ?) sur internet depuis toutes ces années. Merci pour vos commentaires, vos partages, vos likes, merci de venir me voir dans mes formations et surtout, merci pour votre bienveillance. Votre énergie m'a porté jusqu'ici. Vos demandes de livre ont été entendues : le voici.

Pour finir, merci à vous de l'avoir entre vos mains. J'espère qu'il vous guidera sur le chemin du bien-être.

Avec amour,

Loïc

Crédits iconographiques

Illustrations de Lise Herzog : p. 61, p. 75-77, p. 83, p. 86, p. 86, p. 106/108, p. 134-136, p. 162-165

Pour les autres illustrations : © **Shutterstock** dont les contributeurs sont :
ananaline : p. 18-23 ; **Bioraven** : p. 72 ; **Bodor Tivadar** : p. 34, p. 85, p. 87, p. 95, p. 110, p. 113, p. 116-118, p. 145, p. 151-152, p. 174, p. 188, p. 197, p. 201 ; **Bokasana** : p. 4, p. 176 ; **Channarong Pherngjanda** : p. 80, p. 84 ; **Croisy** : p. 192 ; **Doodling** : p. 128 ; **Epine** : p. 101 ; **fajarrabadi** : p. 191 ; **Foxyliam** : p. 99, p. 170-171 ; **Foxys Graphic** : p. 6, p. 15 ; **Geraria** : p. 14, p. 27, p. 147 ; **Hein Nouwens** : p. 114, p. 138, p. 144, p. 150 ; **ilonitta** : p. 95, p. 97, p. 123, p. 130, p. 157, p. 166-167, p. 201 ; **Irina Simkina** : p. 3-4, p. 12-13, p. 123, p. 155, p. 166 ; **KateMacate** : p. 38, p. 67, p. 78-79, p. 206 ; **Kuzmina Aleksandra** : p. 142, p. 199 ; **Lifeking** : p. 82-89, p. 112-117, p. 140-145, p. 170-176 ; **lunokot** : p. 159 ; **MarinaD_37** : p. 105 ; **Marina Shevchenko** : p. 82-89, p. 112-117, p. 140-145, p. 170-176 ; **Marzufello** : p. 65 ; **MoreVector** : p. 62, p. 63 ; **Morphart Creation** : p. 33, p. 157, p. 206 ; **M.Style** : p. 82-89, p. 112-117, p. 140-145, p. 170-176 ; **NataLima** : p. 112, p. 115, p. 123, p. 141, p. 148, p. 195 ; **okolostyle** : p. 123 ; **Puckung** : p. 37-38 ; **Sentavio** : p.127 ; **Sketch Master** : p. 133 ; **Sophie_Rose** : p. 143 ; **Svesla Tasla** : p. 125 ; **TheModernCanvas** : p. 20-23 ; **Tierre3012** : p. 82 ; **topform** : p. 19-24, p. 39-40 ; **Umiko** : p. 89, p. 140, p. 173, p. 175 ; **VectorPixelStar** : p. 56 ; **zabavina** : p. 88, p. 155, p. 168, p. 172

Achevé d'imprimer en décembre 2019 par Macrolibros (Espagne).